PRIMEROS AUXILIOS
EN EL HOGAR

©´Adolfo Pérez Agustí

Edita: Ediciones Masters
Fernán Caballero, 4-1º dcha.
28019 MADRID (Spain)
edicionesmasters@gmail.com
http://www.edicionesmasters.com

PRIMEROS AUXILIOS EN EL HOGAR

Admitiendo que es casi improbable que contemos con un médico al lado justo cuando tenemos un problema sanitario que resolver y que no admite espera, entenderemos que se hace imprescindible que cualquier persona cuente con unos conocimientos elementales de medicina que le faculten para saber lo que puede hacer y lo que nunca debe hacer.

Desde que existe un accidente en el hogar hasta que el enfermo puede ser asistido por un médico, pasan unos minutos e incluso horas que pueden ser decisivos para la salud y en ocasiones para la vida del enfermo. Si durante ese espacio vital de tiempo se pusieran en marcha una serie de medidas eficaces para mitigar el mal o al menos para que no siguiera progresando, cuando por fin el enfermo llegue a un hospital o pueda ser asistido por un médico en el propio domicilio, es probable que las consecuencias no sean dramáticas.

Una intoxicación alimentaria, un golpe, una hemorragia intensa o un dolor fuerte implican que las personas que tenemos a nuestro alrededor tomen las medidas adecuadas sobre lo que pueden hacer y, sobre todo, lo que nunca deben hacer.

La alternativa que se pretende con este manual no es sustituir la labor del médico, sino evitar que a causa de nuestra actitud, pasiva o mal aplicada, perjudiquemos al enfermo aún más. Para ello tratamos de poner a su alcance remedios naturales, en principio inofensivos, que no solamente no le causarán daño sino que le serán de gran ayuda antes de que un médico llegue a su cabecera. Al contrario que los medicamentos existentes en los botiquines del hogar, los productos naturales que recomendamos son inocuos y nunca agravarán el mal.También pretendemos que los familiares del enfermo sepan valorar los síntomas y la gravedad de la enfermedad, y que gracias a sus conocimientos sobre el enfermo faciliten al médico que le asista una serie de datos precisos que le serán de gran ayuda para el diagnóstico. No hay que olvidar que cuando una persona ingresa en los servicios de urgencias incluso el personal facultativo necesita unos minutos para evaluar la enfermedad y a veces no dispone del tiempo necesario ante la gravedad del mal. El interrogatorio a un familiar instruido le será pues de gran ayuda.Esos conocimientos servirán, además, para no menospreciar síntomas que pueden ser indicativos de una enfermedad grave y llevemos al enfermo cuanto antes a un centro hospitalario. A veces, considerar que un dolor de cabeza, de estó-mago, una diarrea o un poco de fiebre son síntomas de una enfermedad benigna que no requiere urgencia médica, puede ser un tremendo error que conduce a consecuencias graves.

En resumen, la consulta a un médico es siempre obligada pero mientras llega debemos actuar con sabiduría y eficacia.

VALORACIÓN DE LA ENFERMEDAD

En un hogar nos podemos encontrar con tres tipos básicos de problemas:

1. El enfermo tiene diferentes síntomas que nos indican que algo no va bien.
2. Ha ocurrido un accidente traumático.
3. Hemos sido testigos o sospechamos de un caso de intoxicación.

Empezando por el primer apartado, los síntomas, debo dejar bien claro antes de empezar que no se trata de efectuar un diagn6stico, ni mucho menos de poner un tratamiento, sino de evaluar la gravedad o no del síntoma mientras conseguimos que le vea un médico. La frase "Consulte a su médico" es muy acertada, pero la ignorancia en cuestiones de salud en la población no es un bien sino un error.

SÍNTOMAS

Este concepto, el síntoma, no es la enfermedad misma sino la forma de manifestarse. En función de lo que veamos sabremos si se hace imprescindible acudir a un Centro de Urgencia o llamar al médico.
Los síntomas pueden ser físicos y psíquicos, aunque con gran frecuencia confluyen los dos juntos.

Entre los físicos tenemos:

· Dolorosos.
· Hemorrágicos.
· Respiratorios.
· Febriles.
· Gástricos.
· Arteriales.

EL DOLOR

Detrás de todo dolor existe una alteración de la salud, más o menos grave, temporal o crónica. El primer problema que nos encontramos es que cada persona tiene una sensibilidad al dolor diferente a los demás y, por tanto, no siempre somos conscientes de que le duele algo. Un niño pequeño o un anciano, por ejemplo, son totalmente opuestos en su respuesta al dolor. Mientras que un bebé manifestará su malestar con lloros, el anciano es posible que ni siquiera perciba que tiene un hueso roto, salvo por unas ligeras molestias que no tendrá en cuenta.

En caso de accidente de automóvil, tendrán más dolores los pasajeros con heridas leves que los que están al borde de la muerte, de la misma manera que causa más dolor un alfiler clavado voluntariamente en el brazo que una cuchillada de un delincuente. Por ello, no debemos valorar el dolor por su intensidad sino por otras causas que vamos a analizar.

¿QUÉ ES EL DOLOR?

El dolor aparece como consecuencia de la estimulación de las terminaciones nerviosas sensitivas, quizá como una consecuencia a la distorsión de la membrana que las recubre.

Esta deformación puede ocurrir como consecuencia del frió, del calor, de la electricidad, por presión, golpe, o por espasmos musculares o arteriales, entre otras causas. Además, el dolor es frecuentemente reflejo y no necesariamente la parte dolorida ha tenido que sufrir una agresión. Una lesión cardiaca producirá un dolor agudo en el antebrazo, mientras que si el origen está en el diafragma lo acusaremos en el hombro o en la fosa ilíaca.

DIFERENTES TIPOS DE DOLOR

Este apartado es de sumo interés a la hora de que el médico pueda hacer un diagnóstico rápido y, por tanto, deberemos tener muy en cuenta cómo es el tipo de dolor que el enfermo manifiesta, apuntándolo si es preciso, para que cuando lleguemos a la consulta se lo contemos con todo detalle.

Por su localización

Cutáneo

La sensación puede ser punzante, como si nos

clavaran algo, de quemazón o de picor.

La podemos sentir en la piel superficial, en las mucosas, en la vagina o en los conductos anales y de la uretra.

Puede ser algo más profunda o que abarque a tejidos musculares.

Nervioso

El malestar se percibe en el recorrido de un nervio, como ocurre en las neuralgias o ciáticas, mientras que aquellos más graves que afectan a la médula espinal suelen ser indoloros, aunque con fuerte sintomatología. Los dolores causados por presión a los nervios o irritación de su raíz suelen ser muy frecuentes. Además, cualquier parte enferma de nuestro organismo puede afectar a los nervios aferentes.

Membranas serosas

Son la *dura* que está inervada por los nervios cervical y craneal, la *pleura* por los intercostales, así como el *diafragma,* el *pericardio,* el *corazón y* el *peritoneo.* Puede producirse en estas zonas tensión, irritación o inflamación al contacto con una víscera enferma, la cual traspasa su dolor a la zona cutánea más próxima.

En el caso del abdomen el dolor se produce porque la víscera enferma establece contacto con el peritoneo y le irrita, al mismo tiempo que se produce una rigidez de la musculatura adyacente a causa del edema. Como consecuencia el dolor se percibe en una zona que no es la parte enferma.

Dolor visceral

Se trata de aquellas partes que recubren el cerebro, los pulmones, la pleura, el corazón o el pericardio. En el cráneo solamente son sensibles las estructuras vasculares, pero no lo son los ventrículos y el cerebro. En el tórax sensible al dolor la pleura en casos de pericarditis con tos o cuando tragamos, síntoma que puede ser confundido con un infarto de miocardio si aparece en el esternón, al nivel de las mandíbulas o los hombros.

El dolor de esófago también puede dar lugar a confusiones, ya que comparte algunas ramas nerviosas con el corazón.

En cuanto al abdomen solamente percibimos dolor cuando existe una mucosa gástrica inflamada o congestiva. Esto se puede deber a una enfermedad vascular coronaria, úlcera péptica o acidez, esofagitis por reflujo, causas psicológicas (irritabilidad o frustración), por enfermedades del hígado, vesícula biliar o apéndice, y también por causas procedentes de los riñones y los uréteres.

La diferenciación del dolor abdominal no puede hacerse por zonas (suele dividirse en nueve partes), ya que el aparato digestivo no es estanco y todas se comunican entre sí, ya que el dolor puede proceder de una anomalía situada en otro lugar distinto. Lo que suele ocurrir es que el paciente localiza su dolor de una manera muy sencilla: alrededor, encima o por debajo de su ombligo, y esta diferenciación puede ser suficiente si se tienen en cuenta las siguientes características:

Carácter del dolor

Hay que distinguir si le impide o no realizar sus labores cotidianas.

Si es continuo o una ligera molestia alterna. También hay que valorar cuándo apareció por primera vez, su duración total y cómo se distribuye durante el día. Puede aparecer en forma de brotes, con intervalos cortos o largos, o de manera permanente. La aparición brusca de un dolor en una persona sana puede indicar hemorragias internas, perforación visceral, pancreatitis aguda o cálculos renales y vesicales. El dolor *diurno* que se repite todos los días suele producirse por motivos digestivos y puede alternarse con periodos de tranquilidad, como ocurre en la úlcera péptica.

Es punzante, opresivo o tan intenso que obliga a retorcerse.

Si se localiza en el estómago o en los intestinos.

EL DOLOR ZONA A ZONA

CABEZA

Se calcula que casi un 70 por 100 de la población ha sufrido en alguna ocasión un dolor de cabeza y que normalmente se repiten de manera esporádica o continuada. Los nervios más afectados son el trigémino, que inerva la cara y el cuero cabelludo y parte del cerebelo, así como los que inervan la parte posterior del cuero cabelludo.

El dolor *extracraneal* puede deberse a inflamaciones o dilataciones arteriales, espasmos de los músculos del cuello, por origen emocional o como reflejo de alteraciones en las vértebras cervicales. Puede ocurrir en casos de traumatismos, problemas en la vista, herpes zoster, tics nerviosos, neuralgias, afecciones reumáticas o jaquecas.

El dolor del *cráneo* no existe por ser insensible a ello, pero se localiza en él en casos de alteraciones que afecten al periostio, como ocurre en las enfermedades dentales, la otitis, la sinusitis y las enfermedades óseas de la cabeza.

El dolor *intracraneal* puede ocurrir por dilatación de las arterias, por tracción de los senos venosos o de las venas, o por lesiones. El dolor de cabeza común puede deberse a causas locales o generales, como ocurre en casos de fiebre, hipertensión o efectos secundarios de medicamentos, aunque en algunas personas aparece por cambios atmosféricos, estreñimiento o menstruación, sin olvidar las causas psicógenas.

Por tanto, las causas de un dolor de cabeza pueden ser muy variadas y nunca hay que subestimarlas, especialmente si son continuadas o de aparición brusca e intensa.

Cómo diferenciar un dolor de cabeza

Causas extracraneales

Lo primero que se hace es saber si se debe a motivos generales, como puede ser fiebre o hipertensión, así como a infecciones de oídos, dientes, amigdalitis, problemas oculares o del cuero cabelludo.

Los *traumatismos* normalmente son fáciles de diagnosticar y hay que distinguir entre una contusión violenta, en la cual hay pérdida de conciencia, y el dolor que aparece como consecuencia de un golpe producido días antes. Este tipo de molestia suele ir remitiendo con el paso de los días y está localizado casi exclusivamente donde se recibió el golpe, aunque también pueden irradiarse a los músculos del cuello y la región cervical. Las contusiones en la columna vertebral, como ocurre en los accidentes de coche, suelen generar también dolor de cabeza. *El dolor fuerte de cabeza que aparece horas o días después de un accidente es motivo de consulta inmediata a un médico, ya que puede deberse a hemorragias internas.*

Causas cervicales

Las vértebras cervicales pueden estar afectadas por artritis, degeneración del disco o como consecuencia de un accidente anterior, y el dolor puede localizarse en cualquier parte de la cabeza, incluso en los ojos, frente y cuello. Cuando están afectadas las dos primeras vértebras lo más normal es que sea a causa de la edad y que la osteoporosis produzca, además, limitación en los movimientos.

Las anomalías de los discos se producen en las vértebras inferiores y suele ser una degeneración que se da en casi un 80 por 100 de las personas mayores de cincuenta y cinco años. Si está comprimida la raíz nerviosa suele haber disminución de fuerza y entumecimiento muscular, así como irradiarse a los hombros. Es también frecuente que el cuero cabelludo esté muy sensible, que estén limitados los movimientos del cuello y que se declaren tortícolis frecuentes.

Ambas alteraciones pueden aparecer incluso ya al despertar, durar varias horas y tener periodo de calma.

Problemas en los ojos

La vista puede producir dolores de cabeza en personas que trabajan con ordenadores o estudiantes que leen en distancias muy cortas y no descansan frecuentemente la vista mirando a lugares lejanos. Normalmente son los músculos oculares frontales los causantes.

Otra causa puede ser el glaucoma, el cual se nota especialmente al mirar al atardecer señales luminosas, las cuales se perciben con un halo coloreado y visión borrosa. Si ocurre esto *es imprescindible acudir al médico*. Otras causas de dolores oculares son los producidos por úlceras cornéales, iritis que también genera visión borrosa y escleritis que al estar afectado el nervio trigémino produce un fuerte dolor en la conjuntiva.

Problemas en los nervios

El herpes zoster es una infección vírica que afecta al trigémino, mientras que las neuralgias del trigémino son una afección rara que afecta a personas mayores.

Esta afección produce dolor en la mejilla afectada y en la mandíbula, y se confunde con un dolor de cabeza. Su aparici6n es brusca, violenta, dura unos segundos y puede reaparecer al comer, cepillarse los dientes, hablar o afeitarse. Se acompaña de lagrimeo, mocos y abundancia de saliva.

Jaqueca

Es la forma más habitual del dolor de cabeza y al menos la padecen un S por 100 de la población. Empieza en la juventud, en los dos sexos por igual, y se conocen antecedentes familiares. Suele darse de forma cíclica, especialmente en estados de tensión emocional, aunque también son frecuentes antes del periodo o por comer queso o chocolate.

El dolor puede aparecer nada más despertarse, hay fotofobia (horror a la luz intensa), vértigo, hormigueo en las manos y suele localizarse normalmente en un solo lado de la cabeza. El malestar puede ser leve o intenso, durar unos minutos o incluso horas, suele terminar con vómitos y agudizarse todo por los estados de ansiedad. En ocasiones puede ser debida a focos infecciosos en las amígdalas, dientes o sinusitis.

Problemas en los dientes

En dolor facial se transmite a través del nervio trigémino y puede darse aunque no existan caries visibles. Los abscesos en el maxilar superior suelen producir cefaleas frontales.

Problemas en los oídos

En los niños pequeños son causa frecuente de dolores de cabeza y suelen estar afectados el oído externo o el tímpano.

Problemas en la nariz

Todos los conductos de la nariz se comunican entre sí y se pueden infectar con facilidad; pueden declararse también abscesos radiculares. También generan dolores las alergias, las emociones intensas y la supuración.

Otras causas del dolor de cabeza

(Si se sospecha alguna de ellas, hay que acudir urgentemente a un centro hospitalario.)

Meningitis

Hay fiebre, frecuentemente rigidez en la nuca (aunque no siempre), infección y aumento de la presión craneal. Puede ser consecuencia de una otitis media o de una fractura de cráneo. La forma meningocócica aparece antes de los cinco años de edad y cursa con exantema, la gripal también se da antes de los cinco años, la neumocócica a cualquier edad, la estreptocócica por otitis o sinusitis, la estafilocócica por lesiones en huesos o piel que se infectan, y la tuberculosa se da en la primera infancia. Existe también una forma vírica, muy abundante, que se inicia bruscamente con vómitos, fiebre, somnolencia, síntomas respiratorios y digestivos, así como con fuerte dolor de cabeza.

Encefalitis

Es una alteración grave que comienza bruscamente en niños y adolescentes con dolor de cabeza, vómitos, intranquilidad y, si es grave, con estupor, delirio, convulsiones y coma. Puede originarse como consecuencia de un sarampión, varicela, rubéola o parotiditis, o como reacción posterior a la vacunación. Se declara entre 5 a 20 días después de la infección.

Poliomielitis

Casi extinguida en el mundo occidental, los síntomas pueden ser leves o graves. En este caso hay fuerte dolor de cabeza, dolor en torso y extremidades, y signos similares a la meningitis vírica.

Traumatismos

Nunca hay que quitar importancia a un golpe en la cabeza, especialmente si ha existido pérdida de la conciencia o dolores de cabeza persistentes, incluso aquellos que se declaran meses después del accidente.

Hay que tener en cuenta que se pueden declarar hematomas internos como consecuencia de la rotura de arterias y que esto puede ocurrir horas después del accidente. Si existe irritabilidad, somnolencia o confusión hay que acudir al médico con rapidez.

Ocasionales

Hay personas que tienen dolor de cabeza por causas atmosféricas, habitaciones mal ventiladas, fatiga, ansiedad, hambre o trastornos intestinales. Su sensibilidad al dolor es muy alta y requieren atención.

También se dan como consecuencia del alcoholismo, como efecto posterior a una anestesia, por ingerir queso o habas en personas que toman psicofármacos, o por el tratamiento con anticonceptivos orales.

Finalmente, puede existir dolor de cabeza en la hipertensión, la glomerulonefritis, la pielonefritis, problemas arteriales, enfermedades del colágeno y causas psicógenas.

DOLOR EN EL TÓRAX

Esta zona corporal recibe señales sensitivas de la cabeza

y se extienden desde los hombros, el cuello, hasta la axilas y por detrás hacia las escápulas. Son insensibles al dolor la pleura visceral y el pulmón, considerándose que la parte sensitiva es la pleura parietal.

El esófago también está inervado por los mismos nervios del corazón y por eso se suelen confundir a veces los dolores, aunque el esófago suele doler en el tercio inferior del esternón. El corazón y el pericardio están inervados por fibras que pueden transmitir dolor en los dedos anular y meñique, capas profundas del antebrazo y brazo, y en regiones del esternón, epigastrio y escápula. No obstante, estas molestias se pueden sentir igualmente en la espondilitis, hernia de hiato y esofagitis, del mismo modo que la anemia produce síntomas similares a la angina de pecho.

Como en cualquier manifestación de dolor hay que evaluar la situación, irradiación, la levedad o gravedad, la duración y los factores que influyen en la mejoría o agravación de los síntomas.

Dolor muscular

Se produce como consecuencia de un ejercicio nuevo o intenso, por tos prolongada o a causa de vómitos intensos. Si es brusco, como un pinchazo, se debe a contracciones de fibras intercostales, abdominales o del diafragma.

Un esfuerzo muscular intenso puede generar un esguince o una rotura de fibras, especialmente en los costados, el cual se reproduce cuando contraemos ese músculo afectado.

Otras causas pueden deberse a traumatismos en las costillas como consecuencia de tos intensa, niños y ancianos, o simplemente por apoyarse cierto tiempo sobre uno de los brazos de la silla. Los golpes en la espalda generan también dolores costales varios días después del accidente, lo mismo que los puñetazos o pelotazos. Si hay fractura de costillas, el dolor aparecerá con la tos y la inspiración profunda.

El herpes zoster está producido por un virus similar al de la varicela y produce dolor en forma de quemazón y a los tres días aparece ya el eritema característico, junto con el dolor.

Los tumores son raros y cuando se dan son de naturaleza indolora, salvo los extramedulares que son muy intensos, mientras que la tuberculosis de la columna vertebral produce dolores imprecisos y rigidez de columna.

Osteoartritis

Afecta al 60 por 100 de la población mayor de sesenta y cinco años, aunque suele cursar sin dolor, por lo cual a veces no se establece el diagnóstico hasta que la enfermedad es irreversible. Se dan molestias ocasionales entre las vértebras, lo cual puede inducir a error y creer que es una cardiopatía. La *osteoporosis* consiste en una pérdida del grosor y la atrofia del hueso, encontrándose con más frecuencia en las mujeres que en los varones. Cuando se declara en la columna vertebral, la persona adopta una posición encorvada y disminuye su estatura, lo que hace que cualquier pequeño traumatismo produzca una rotura de las vértebras y con ello el dolor.

La osteomalacia es el equivalente al raquitismo de los niños y se debe a la escasez de calcio y vitamina D, bien sea por aporte insuficiente, mala absorción, excesiva eliminación por orina o por tomar medicamentos contra la epilepsia.

Dolor en la tráquea

Ocurre como consecuencia a una infección de las vías respiratorias superiores y genera inflamación con tos dolorosa y dolor en la parte superior del esternón. Ocurre en la gripe y cuando comienza a mejorar se expulsa abundante mucosidad.

Dolor pleural

La pleura se ve afectada en la patología pulmonar como la neumonía, embolia o tuberculosis, así como cuando existen adherencias.

El dolor en la pleura es punzante y aparece debajo del pezón cuando se tose o en los movimientos profundos del tórax, salvo en sus comienzos, que es casi indoloro.

Embolia pulmonar

Suele ser causa frecuente de fallecimiento en personas mayores de cuarenta años muy obesas. Puede producirse después de una operación quirúrgica, en la insuficiencia cardiaca, durante un infarto de miocardio o por una tromboflebitis. Esta enfermedad se suele producir por permanecer en cama muchos días, aunque también por congestión pulmonar, traumatismos y aumento de la coagulación sanguínea.

La sintomatología moderada consiste en opresión torácica con disnea, pulso y temperatura aumentados, tos con esputos y sensación de infarto. Como quiera que el ataque puede repetirse al cabo de una o dos semanas, es casi obligado el ingreso en un centro hospitalario, teniendo en cuenta, además, que un nuevo ataque puede ser muy silencioso y solamente cursar con tos leve, aumento de las pulsaciones, algo de asma y una ligera fiebre.

Neumotórax

Hay dolor intenso en el lado afectado cuando se inspira, especialmente en el hombro. Es una afección grave que implica ingreso hospitalario inmediato y en ocasiones se declara realizando un esfuerzo deportivo intenso.

Causas cardiacas

Pericarditis

Se trata de la afección en la porción diafragmática del miocardio y puede ocasionar dolor que aumenta con la inspiración y en la parte superior del hombro izquierdo. También se puede localizar en el epigastrio y la región escapular, siendo confundido con una congestión hepática, insuficiencia cardiaca o un nuevo infarto de miocardio.

Isquemia cardiaca

La isquemia (aporte insuficiente de sangre) se debe a anemias, arteriosclerosis o alteraciones de la aorta, pero progresan durante años sin dar síntomas aparentes. La mayor incidencia se produce a partir de los cincuenta años, en ambos sexos, está relacionada con el consumo de grasas animales, tabaco, alcohol y vida sedentaria, siendo los síntomas muy similares al infarto de miocardio, aunque no dejan secuelas.

Angina de pecho

Suele aparecer de manera inmediata, como consecuencia de un esfuerzo habitual o por emociones, discusiones, comidas copiosas, consumo de cigarrillos o tiempo frío. El dolor oscila entre una simple opresión en el pecho, hasta más intenso, siendo confundido con frecuencia por una indigestión, más que nada por la abundancia de gases intestinales. Las molestias se pueden irradiar a las cervicales, mandíbulas, encías, rostro, ambas extremidades y dedos. Mejora con el reposo, es de corta duración y se alivia con pastillas de cafinitrina. No causa lesiones en el corazón, se repiten durante años y normalmente no acaban en infarto.

Como recomendación, ante cualquier síntoma gástrico en un anciano se impone la visita a un centro hospitalario, aunque la mayoría de las veces el ataque ha pasado, no lo registra el electrocardiograma y el paciente se marcha creyendo que efectivamente era una indigestión.

Infarto de miocardio

Suele comenzar de una manera similar a la angina de pecho, aunque es más intenso y con sensación de muerte inmediata. Aparece normalmente en reposo, no se alivia con la cafinitrina, dura varias horas o incluso días y puede pasar sin diagnosticarse. Son frecuentes las palpitaciones, la disnea, los vómitos y la postración, así como el sudor, la palidez y las extremidades frías. Puede existir también temperatura alta, taquicardias con tensión alta al principio y baja después.

Causas en el esófago

Espasmo

Los espasmos del esófago causan dolor y dificultad para tragar, notándose el dolor debajo del esternón, en las escápulas, en el cuello, el brazo y el codo.

Rotura

La rotura casi siempre es por traumatismos, por exploración incorrecta o a veces por vómitos intensos. Hay estado de shock, cianosis y rigidez epigástrica.

Esofagitis

Es una inflamación bastante frecuente en caso de gripe, infecciones o por ingestión de líquidos calientes o corrosivos. Existe dolor constante en el esternón, que se agudiza con la ingestión, aumento de la saliva, aliviándose con la toma de bicarbonato.

Hernia de hiato

Se puede declarar en todas las edades, aunque en la infancia desaparece a los seis meses de edad. Suele haber vómitos en los niños cuando está en posición horizontal, hemorragias internas, dolor crónico en los adultos e intenso cuando están en la cama o inclinados, náuseas, eructos y dolores que se asemejan a un infarto.

Causas en el estómago

Aerofagia

Cuando ingerimos un alimento normalmente va acompañado de saliva y en caso contrario lo que tragamos es aire, el cual se acumula en el estómago, lo dilata y desplaza al diafragma hacia arriba. Este cambio produce molestias similares a la crisis cardiaca, con palpitaciones y dificultad respiratoria, lo que induce al enfermo a creer que su muerte está próxima. Al quedar el retorno de la sangre obstaculizado aparecen vértigos e incluso pérdida del conocimiento.

Colon irritable

En este caso la acumulación de gas se realiza en la zona del hígado y ocasiona dolor en las últimas costillas.

Hepatopatías

El dolor se localiza en el cuadrante inferior derecho y puede llegar a la axila cuando el diafragma está inflamado, e incluso al hombro. Existe fiebre, debilidad, pérdida de peso y al quinto día se suele declarar la ictericia con la orina coloreada, que confirma el diagnóstico.

Estados de ansiedad

Cuando el motivo es por alteraciones emocionales el dolor se localiza permanentemente en el pectoral izquierdo, existen palpitaciones, taquicardias y llega a las extremidades superiores.

Gastritis

Suele aparecer el malestar una hora después de las comidas y el dolor, constante y de intensidad variable, se mantiene durante horas. Las náuseas y vómitos alivian el dolor, existe falta de apetito y remite en unos pocos días.

Ulcera péptica

Suele ser habitual entre los varones de veinticinco a treinta y cinco años, cuando las presiones sociales y labora les son más intensas. El dolor se percibe en la parte media del estómago, se irradia entre las dos escápulas, dura varias semanas y reaparece después de unos meses. Se relaciona con la toma de alimentos, preferentemente durante el día; se alivia con la ingestión de comida, se agudiza con el hambre y pueden existir vómitos, debilidad y pérdida de peso.
Cuando se declara una perforación el dolor comienza bruscamente, hay shock, el paciente no

se mueve, hay rigidez en la zona dolorida con sensibilidad al rebote y distensión abdominal. Los síntomas suelen remitir en pocas horas, pero el mal se repite después con mayor intensidad y gravedad. *Cualquier persona que padezca úlcera péptica y note una agudización brusca del dolor, debe acudir inmediatamente a un centro de urgencia.*

Otras enfermedades del sistema digestivo que causan dolor

Apendicitis

Aunque el dolor suele centrarse en la fosa iliaca derecha, también se percibe en la región umbilical y el epigastrio, aunque poco a poco se va concentrando en la primera zona. Se manifiesta con increíble rapidez, se intensifica con la tos y los estornudos, hay anorexia, náuseas, vómitos y diarreas, por lo que en ocasiones se le confunde con una gastroenteritis. La lengua está sucia, hay mal aliento y la zona afectada está tensa y sumamente sensible.

Puede no haber fiebre, el pulso está acelerado y de no ceder en veinticuatro horas se puede declarar peritonitis. Un diagnóstico precipitado puede confundirlo con pielonefritis o neumonía.

Hernia estrangulada

El dolor es intenso y con vómitos, localizado en el

lugar de la hernia. Se puede intentar reducir, pero de no conseguirse hay que acudir a un hospital por el riesgo de necrosis.

Cólicos biliares

Aparece en el epigastrio y en ocasiones en el hipocondrio derecho. Afecta especialmente a mujeres obesas, y cuando el cálculo se desplaza el dolor es brusco e intenso, insoportable, que dura varias horas. En los casos más leves hay fiebre, malestar, dolor que se irradia al hombro derecho y la escápula, náuseas y vómitos, cuadro que cede espontáneamente cuando el cálculo vuelve a la vesícula o se expulsa.

Pancreatitis

Suele darse como consecuencia de una parotiditis y por eso se sospechará su presencia si aparece dolor epigástrico durante esta enfermedad. En los adultos va acompañada de trastornos biliares, se desencadena con el consumo de alcohol y el dolor puede ser tan intenso como en la perforación de una úlcera duodenal, pero con el paso de los minutos puede aumentar, irradiándose a la espalda. Se alivia inclinando el cuerpo hacia delante, pero los ataques suelen repetirse. En los casos graves hay shock, colapso y cianosis.

Obstrucción intestinal

El dolor es de tipo cólico, persistente, y se localiza en la región del ombligo; más tarde se centrará en el lugar exacto de la obstrucción. Hay vómitos cuando la enfermedad persiste, estreñimiento, deshidratación, shock, frialdad, palidez, taquicardia e hipotensión. Cuando existe una obstrucción crónica se pueden dar diarreas líquidas irritativas. Pueden darse obstrucciones por invaginación intestinal en los niños, hernia estrangulada, adherencias postoperatorias o cáncer.

Dificultad para tragar

Se denomina disfagia a la dificultad en la deglución, con la sensación clara de que aquello que se ha tragado no ha descendido de manera adecuada. Esta dificultad puede cursar con dolor o sin él. Se percibe como una tirantez en la garganta, con la creencia de que existe una interrupción interna o que se forma una masa alrededor del cuello. Puede ocurrir con los sólidos y con los líquidos y con frecuencia hay regurgitación, eructos y abundancia de saliva.

Estomatitis

Puede ser de origen catarral, de origen vírico, bacteriano o por hongos, y siempre hay molestias para tragar y fiebre. También puede estar provocada por intoxicaciones de plomo, mercurio o bismuto, así como por el uso prolongado de penicilina y otros antibióticos, siendo habituales las carencias de vitaminas del grupo B y de hierro.

Faringitis

Hay también dolor al tragar, fiebre, ruidos roncos al hablar y toser.

Cuerpos extraños

Es la forma más seria de disfagia y la que *requiere atención médica inmediata.* Suele ser frecuente en niños pequeños, quienes se pueden tragar espinas de pescado, alfileres, huesos de pollo o juguetes pequeños, los cuales se clavan en una amígdala o en la faringe. El dolor se acentúa al intentar tragar y, si el objeto es una moneda o comida, la gravedad se acentúa al estar obstruida con frecuencia la unión faringo-esofágica.

Otras enfermedades que afectan a la deglución

Es frecuente en ancianos por una pérdida de la coordinación entre el paladar, la lengua y los músculos de la faringe, así como en la trombosis.
En los niños es la difteria la enfermedad más frecuente y el tétanos. Por ello la dificultad al tragar que aparece de improviso requiere atención médica inmediata.

Causas crónicas lo constituyen la tuberculosis de laringe, el cáncer, la anemia ferropénica, el espasmo del esófago que se da después de los cincuenta y cinco años de edad, la esclerodermia, el bocio, la tiroiditis y causas quirúrgicas o exploratorias.

Por último, existen las causas psicógenas en casos de angustia o ansiedad, comer demasiado deprisa o la histeria.

VÓMITOS

Aunque puede coincidir con la disfagia, el vómito propiamente dicho es la expulsión a través de la boca del contenido gástrico. *En el caso de que coincida con dolor al tragar, dolor abdominal, presencia de fiebre o dolor intenso de cabeza, se requiere la hospitalización inmediata.*
Las causas del vómito puede ser de origen psicógeno, por infecciones, estados tóxicos, ingestión de medicamentos o por estímulos directos sobre la boca.
Si el alimento ingerido vuelve a la boca sin haber llegado al estómago no se puede hablar de vómito, sino de regurgitación, y no presenta las características de los procesos de la digestión.
Es preciso evaluar las circunstancias en que aparece, la comida ingerida, el momento del día, la frecuencia, si existen náuseas, fiebre y si coincide con algún dolor gástrico, jaquecas, vértigos o erupciones.

Gastritis

Es una causa habitual de vómitos y se acompaña de dolor gástrico y en ocasiones de diarrea. Suele ser habitual en las intoxicaciones por alcohol.

Úlceras pépticas

Son también frecuentes ya que cuando hay

inflamación de la mucosa se desarrolla un cuadro obstructivo.

Dilatación del estómago

Se da en la cetosis diabética y en los primeros días consecutivos a una operación quirúrgica. Suele ser de comienzo brusco, con vómitos muy copiosos y de color oscuro. El abdomen está distendido, hay pérdida de líquidos que conduce con rapidez al shock y si no se actúa con rapidez puede ser mortal.

Obstrucción del píloro

Suele ser más frecuente en varones y cuando ocurre en los adultos se debe a la cicatrización de una úlcera duodenal. Los vómitos se declaran después de tomar alimentos, hay estreñimiento y pérdida de peso por desnutrición, a pesar de que el enfermo tiene mucha hambre y sed.

Trastornos renales

En la pielonefritis hay dolor, fiebre y vómitos, mientras que cuando se trata de un cálculo lo más importante es el dolor situado entre la región lumbar y la ingle.

Embarazo

Los vómitos se inician poco después de la primera falta y cesan en el tercer mes, salvo en la toxemia, en que aparecen en los dos últimos meses y se unen a dolor de cabeza y fiebre alta. *En este caso hay que acudir urgentemente al médico.*

Diabetes

Suele declararse cuando hay cetosis por estímulo del centro respiratorio. También existe disnea, somnolencia, anorexia y náuseas.

Ingestión de medicamentos

Cualquier medicamento puede dar lugar al vómito, bien sea por intolerancia gástrica, efecto secundario o mal sabor. Los más frecuentes se dan con la aspirina, la indometacina, la fenilbutazona, los corticoides, los antidiabéticos, las tetraciclinas, la metadona y los estrógenos. Es necesario suspenderlos al menos durante 24 horas.

Venenos

La ingestión puede ser accidental, inconsciente o provocada, por lo que muchas veces requiere asistencia policial y médica conjuntamente. Suele ser habitual el envenenamiento por benzol, monóxido de carbono, gas doméstico, arsénico, mercurio, plomo, aspirina o barbitúricos.

Infecciones

Cuando hay fiebre alta el vómito es muy frecuente,

especialmente en la escarlatina, hepatitis, meningitis, encefalitis, poliomielitis y tos ferina.

Sistema nervioso

El vómito por afección cerebral no cursa con náuseas, se presenta de improviso sin relación con la ingestión de alimentos y está acompañado por dolor de cabeza y vértigos. También hay vómitos en los estados de shock, en las inflamaciones del sistema nervioso, como la meningitis, y en las lesiones cerebrales causadas por tumores.

Jaquecas

El dolor está acompañado de náuseas y vómitos.

Viajes

Se producen por alteración en los conductos auditivos y son más frecuentes en niños. Mirar al exterior del vehículo ayudará bastante.

Emociones

No hay persona que no vomite involuntariamente ante una situación emocional impactante. El miedo, las malas noticias, los accidentes espectaculares y los estados de ansiedad hacen claudicar al más fuerte. Parece ser que son una manera que tiene el organismo de liberar la fuerte tensión interna, por lo que suponen un alivio inmediato para el cuerpo.

DIARREAS

Una diarrea consiste en la emisión frecuente de heces muy líquidas producida por un aumento en la movilidad intestinal. Si el contenido que llega al estómago es lesivo, normalmente es rechazado mediante el vómito, pero si atraviesa el píloro se produce irritación o inflamación del intestino delgado y la aceleración del tránsito genera la diarrea que puede incluir sangre y moco.

Para evaluar la gravedad del mal hay que tener en cuenta los siguientes datos:

1. Si les ocurre a más personas que hayan estado juntas.
2. Día, hora y comienzo del mal.
3. Comidas ingeridas ese día y medicamentos.
4. Tiempo transcurrido entre la comida sospechosa.
5. Quiénes tomaron la misma comida y si acusan los mismos síntomas.
6. Si ocurren los mismos casos en el barrio, colegio o lugar de trabajo.
7. Si se acompaña de fiebre, náuseas, dolores, urticaria o malestar.
8. Si ha ocurrido al regresar de un viaje.
9. Número de deposiciones.
10. Aspecto de las deposiciones.

Diarrea infecciosa

Suele producirse por ingestión de alimentos o

bebidas infectadas por bacterias e incluso virus.

Las enterotoxinas que se encuentran habitualmente en la carne y pastelería han sido contaminadas mediante excreciones nasales, faríngeas o llagas de los manipuladores. Abarca a grupos de personas que han comido el mismo alimento y se inician los síntomas bruscos al cabo de una a seis horas de la ingestión. El germen causante suele ser el *estafilococo.*

Las producidas por *salmonellas* es el resultado de la contaminación por presencia de ratas, ratones, patos o moscas, los cuales contaminan la carne, productos de charcutería, incluso los enlatados, mariscos, mejillones, productos lácteos, pasteles y huevos. El organismo causante se multiplica, produce una toxina en el intestino y genera los síntomas en un plazo aproximado de veinticuatro horas, con fiebre incluida. En la fiebre tifoidea puede haber primero un estreñimiento y en la paratifoidea aparecen los síntomas a los dos días.

Cuando la infección está producida por *shigellas* se produce la *disentería,* la cual está producida por humanos infectados, por lo que se dan en los colegios, guarderías y residencias de ancianos. La diarrea no es muy abundante, no tiene mal olor, aunque puede contener sangre y moco.

Las relativas a E. coli afectan principalmente a los niños que se encuentran hospitalizados, aunque también a los viajeros.

El *cólera* es habitual en los países orientales, aunque son populares las epidemias europeas que causaron estragos entre la población. Se declara a los dos días de la incubación con vómitos y diarreas, que generan profunda postración y deshidratación.

Los infecciones *víricas* son también habituales y se debe sospechar de ellas cuando no se encuentra otro agente causante lógico. Se piensa que son consecuencia de infecciones de vías respiratorias que llegan al aparato digestivo.

Como recomendaciones generales, cualquier diarrea debe comunicarse al médico aunque sea leve, ya que puede existir la posibilidad de que esté provocada por alimentos contaminados presentes en supermercados o restaurantes que hay que aislar para que no sigan causando el mal. Es necesario observar lo devuelto y excretado, aunque no nos agrade, y si es posible recogerlo para su análisis, especialmente en guarderías, escuelas y hospitales.

Otras causas de diarreas

Personales

Suelen ocurrir en personas con antecedentes de urticarias, eccemas y alergias. El trastorno se inicia inmediatamente después de la toma del alimento, primero con vómitos, dolores gástricos, calambres, y puede durar incluso varios días. Las heces pueden ser de apariencia normal, pero líquidas.

Medicamentos

Suele ser habitual tras la toma de antibióticos como

la tetraciclina y su curso es muy grave. Cualquier antibiótico puede afectar a la flora intestinal útil y generar diarreas.

Contaminación

Los alimentos se contaminan con frecuencia a causa de la disolución de los metales presentes en la capa externa de los utensilios de cocina, especialmente si son muy viejos. Los helados son especialmente sensibles a los recipientes en mal estado.

Alimentos

El envenenamiento por setas sigue siendo frecuente a pesar de las recomendaciones para no recogerlas directamente del campo. Suele ir unido a dolores abdominales intensos y vómitos.

Emocionales

Un susto, una agresión o la espera ante un problema producen diarreas fáciles de solucionar.

Enfermedades

La uremia, tirotoxicosis, carencia de proteínas, síndrome de mala absorción, operaciones quirúrgicas, divertículos alergias al gluten, enteritis, parásitos intestinales, tuberculosis, intolerancia a la lactasa o cáncer son causas frecuentes de diarreas.

ANEMIA

Aunque la anemia no es una enfermedad ni un síntoma que una persona pueda diagnosticar sin los datos de laboratorio necesarios, se ha incluido en este apartado de síntomas para que podamos ayudar al médico a saber las causas que la han generado. En la medida en que conozcamos el modo de vivir del enfermo y su influencia en la anemia, podremos aportar datos de gran valor a nuestro médico y lograr que éste pueda poner un tratamiento eficaz cuanto antes. Como ya hemos indicado en otros capítulos, la ignorancia en materia de salud nunca beneficia al enfermo ni ayuda al médico, el cual pierde a veces un tiempo precioso en averiguar datos que le deberíamos aportar nosotros.

La anemia está producida por una presencia de hematíes maduros inferior a la necesaria. Estos hematíes se forman en la médula ósea, tienen una vida media de ciento veinte días y son destruidos posteriormente por el sistema reticuloendotelial. Para su madurez son necesarios el hierro, las vitaminas B-12 y C, el ácido fólico y la tiroxina.

Los pacientes anémicos tienen una acentuada palidez en la conjuntiva y mucosas, así como en la piel; se fatigan con facilidad, sudan al menor esfuerzo, tienen la tensión baja y en los casos más avanzados existe disnea, palpitaciones, depresiones, hinchazón de las piernas, celulitis, dolores de cabeza, zumbidos de oídos, molestias en la lengua, caída del pelo y alteraciones en las uñas.

Éstas son las causas más habituales:

Escasa producción de sangre

Esta patología puede ser causada por aporte insuficiente de los factores esenciales, mala absorción o alteración del metabolismo celular. Entre los nutrientes esenciales está el hierro, el cual se encuentra habitualmente en la carne, hígado, yema de huevo, legumbres, remolacha, espinacas y algunas frutas. Las mujeres pierden durante el periodo menstrual un miligramo diario y los niños y adolescentes tienen unos requerimientos de hierro similares a las mujeres.

La vitamina B-12 se encuentra en los músculos de los animales, el hígado, la leche, los huevos y algas del tipo espirulina. Su absorción precisa del llamado factor intrínseco secretado por el estómago.

El ácido fólico está presente en los vegetales de hoja verde, las levaduras, las nueces y el hígado.

La vitamina C existe en abundancia en los cítricos y los vegetales, y también interviene en la eritropoyesis, quizá por su acción sobre el ácido fólico.

Pérdida de sangre

Suele ser debida a hemorragias continuadas en las encías, menstruaciones abundantes o pérdidas por el aparato digestivo o hemorroides,

También son frecuentes las pérdidas de sangre por traumatismos, que suele ser evidente cuando se realiza al exterior y siempre requiere una atención médica, o interna, en la cual nadie, ni siquiera el enfermo, percibe lo que le ocurre. Por ello, ante un accidente siempre es necesario acudir a un médico que evalúe la gravedad del traumatismo, ya que son frecuentes las hemorragias por rotura en los riñones, en los pulmones o el peritoneo. También pueden darse hemorragias internas por rotura de un aneurisma o durante un embarazo complicado.

Los ancianos también acusan con frecuencia pérdidas de sangre internas a causa de la toma prolongada de aspirinas, en la hernia de hiato, las úlceras duodenales, las hemorroides o el cáncer de estómago.

Como datos de laboratorio a recordar están:

La pérdida de la hemoglobina nunca es brusca, sino gradual.

El número de glóbulos rojos puede ser normal a pesar de la carencia de hierro.

En la hemorragia hay leucocitosis, salvo en las formas espontáneas.

Los reticulocitos aumentan al producirse una hemorragia espontánea, lo mismo que las plaquetas.

El hierro también está disminuido, así como el VCM.

Otras causas importantes de anemia

Tienen un riesgo elevado los citotóxicos y el cloramfenicol.

Riesgo moderado: la fenilbutazona, clorpromacina, furosemida, indometacina y paracetamol.

Riesgo alto: los disolventes a partir de benceno, el cual se emplea en pinturas, detergentes y tintes para el pelo.

Riesgo a largo plazo con las radiaciones ionizantes, rayos X, líneas de alta tensión o tratamientos médicos con radio o isótopos radiactivos.

Infecciones prolongadas o hepatopatías.

Artritis reumatoide, lupus eritematoso, cáncer, leucemia.

HEMORRAGIAS

La pérdida de sangre siempre constituye un motivo de alarma y pánico, tanto en quien la padece como en quienes la presencian, por lo que la mayoría de las veces no debe existir demora en acudir a un médico.

Las hemorragias más leves son las producidas por la nariz epistaxis--o las que se generan en heridas superficiales, y la mayoría de las veces bastan unos pequeños conocimientos en primeros auxilios para solucionar el problema.

Epistaxis

No suele revestir gravedad en los niños pequeños, aunque no por ello hay que dejar de tenerla en cuenta, ya que puede ser el indicio de una enfermedad grave. Normalmente es unilateral y suele estar afectado un vaso del tabique nasal, bien sea por manipulación para extraer mucosidades o por una causa general. Hay que tener en cuenta la presencia de fiebre, ya que es bastante habitual en los procesos infecciosos, la posible hipertensión o presencia de objetos hirientes en el interior del tabique.

En los niños es muy importante evitar que duerman boca arriba, con el fin de evitar que la sangre pueda llegar a los pulmones o al estómago y no sea percibida por los padres. Si ha conseguido pasar al estómago, lo más probable es que se vomite a las pocas horas o que solamente se note en las heces.

Los adolescentes suelen tener brotes espontáneos de epistaxis tras realizar un esfuerzo, y en las personas mayores ocurre en las bronquitis y afecciones cardiovasculares. También se dan en la leucemia y la púrpura.

Otras causas de hemorragias nasales son las vegetaciones, los pólipos, la difteria, tuberculosis y sífilis, así como la fiebre por infección, especialmente la fiebre tifoidea. Las enfermedades hepáticas graves, como la cirrosis o la ictericia obstructiva, son otro motivo de hemorragias nasales.

Otras hemorragias

No siempre un cuadro hemorrágico es detectable por el enfermo o los familiares, pero dada la gravedad de esta patología se hace imprescindible conocer los síntomas en enfermos predispuestos, con el fin de no demorar el acudir a un centro sanitario.

Hemorragias bucales

Suelen ser habituales en la gingivitis, carencias de vitamina C o por abrasión al cepillarse enérgicamente los dientes. No suelen ser graves, pero puede existir una pérdida continuada durante días o semanas que provocaría una anemia.

Quirúrgicas

Suelen ser habituales después de operaciones de amígdalas o dentales.

Pulmonar

Cuando hay sangre en el aparato respiratorio suele ser expulsada mediante la tos o incluso sin esfuerzo alguno y fluir espontáneamente. Suele ser sangre no coagulada y estar mezclada con esputos.

Las causas son muy diversas y entre ellas encontramos las falsas, que proceden de mordeduras voluntarias o involuntarias de la lengua o carrillos y que no van acompañadas por tos; las ocasionadas por enfermedades de la laringe y la tráquea (especialmente después de una gripe mal curada), en el cáncer bronquial o pulmonar, en las bronquitis agudas que cursan con tos intensa y que irritan la mucosa hasta el punto de lesionarla, en la enfermedad fibroquística, en los esputos de la neumonía, en la tuberculosis y en la infecciones por hongos.

Digestiva

Cuando procede del estómago es normalmente muy oscura, tiene aspecto de posos de café y puede contener restos de alimentos. En ocasiones da lugar a pérdida del conocimiento y shock. Las enfermedades que producen hemorragias digestivas suelen ser preferentemente las úlceras pépticas.

Esófago

Las varices esofágicas, habituales en la cirrosis o la hipertensión, suelen romperse y dar lugar a hemorragias graves e incluso en ocasiones ocurre como consecuencia de una fibroendoscopia efectuada con poca prudencia.

Urinaria

En los lactantes varones suele deberse a la estenosis de la uretra y en ambos sexos como consecuencia de cistitis, pielonefritis y glomerulonefritis.

En los adultos ocurre por presencia de cálculos renales, papilomas vesicales, nefritis, pielonefritis, y en edades más avanzadas por afecciones prostáticas.

En la mayoría la hemorragia va acompañada de fiebre, micción dolorosa, dolores renales, lumbares o en la ingle, y puede ser súbita e intensa o tan microscópica que pase inadvertida por el enfermo. Normalmente la orina está turbia y puede contener elementos extraños.

Las generadas por traumatismos suelen darse después de dos o tres días del accidente, siendo también frecuentes las que ocurren después de una fractura de cadera y complicarse con una obstrucción en la emisión de orina.

Como ya hemos apuntado, la hipertrofia prostática es habitual en el 50 por 100 de los varones mayores de cincuenta años y al orinar suele evacuarse una pequeña gota de sangre.

También existen medicamentos que producen hematuria, como son los anticoagulantes, la fenilbutazona, los tranquilizantes y algunos antibióticos.

Defectos en la coagulación

Los problemas de la coagulación sanguínea pueden ser hereditarios o adquiridos, siendo estos últimos los más frecuentes. Suele estar afectado alguno de los pasos necesarios para efectuar la coagulación, ya sea por defecto en las plaquetas, en la conversión de la protrombina en trombina, carencia de calcio o vitamina K, o problemas en la formación de la fibrina.

Estas hemorragias pueden darse en el interior de articulaciones, músculos o cavidades serosas, o después de intervenciones quirúrgicas menores, como las extracciones dentarias.

Los análisis de sangre revelarán un número de plaquetas incorrecto (debe oscilar entre las 150.000 a las 400.000/mm3), no declarándose enfermedad hemorrágica en números superiores a las 80.000. Si es así, también está prolongado el tiempo de hemorragia.

El tiempo de coagulación normal debe oscilar entre los 5 y los 11 minutos, el de protrombina entre los 10 y los 14 segundos, y el de tromboplastina parcial entre los 35 y los 45 segundos.

Los defectos de la coagulación se dan en los problemas vasculares como las púrpuras, las infecciones como la meningitis menigocócica, la endocarditis bacteriana, los exantemas y durante el tratamiento con corticoides.

Las alergias afectan a la integridad de los capilares, especialmente en los niños, y pueden aparecer púrpuras y urticarias. Suelen ir unidas a fiebre pequeña, dolores gástricos, pólipos rectales o poliartritis.

Las carencias de vitamina C y calcio también producen defectos en la coagulación, y por supuesto la hemofilia. Los recién nacidos son muy sensibles a la insuficiente absorción de vitamina K, aunque se piensa que en esa etapa de la vida también influyen la A y la D.

TOS

La tos es un reflejo cuya finalidad es mantener las vías respiratorias limpias y sin cuerpos extraños. Este reflejo está situado en el bulbo raquídeo y se pone en acción cuando las fibras aferentes de los nervios faríngeos están irritadas. En ese momento se cierra la glotis, aumenta la presión en las vías respiratorias, se tensan los músculos respiratorios y bruscamente se abre la glotis y se expulsa el aire comprimido acompañado del objeto causante de la tos. No obstante, no siempre se logra expulsar el objeto, ni siempre existe una causa física para la tos, ya que en numerosas ocasiones es por motivos nerviosos o por estímulos más sencillos.

La tos puede adoptar las siguientes variantes:

· Seca, sin expulsión.
· Productiva, con expulsión.
· Por alteraciones en el sistema respiratorio.
· Por causas extratorácicas.

Y, además:

· Los esputos pueden ser de color claro, verdes, amarillos, viscosos, e incluso con presencia de sangre.
· Puede aparecer como consecuencia a la aspiración de un objeto extraño.
· Aparecer por la noche solamente o durante el día.
· Crónica o circunstancial.

· Ir acompañada de otra enfermedad.

· Cursar con dolor.

· Estar unida a otros síntomas, como la fiebre, la disnea, ronquera o la sudoración.

Causas frecuentes de tos:

Afecciones de *garganta*

La causa más común son las amigdalitis y las adenoides, las cuales se comportan como un cuerpo extraño que produce tos seca improductiva en los niños.

En el caso de que cursen con infecciones se acompaña de ronquera y afonía, y la tos puede ser dolorosa.

Las alergias primaverales también irritan la garganta, lo mismo que el polvo del hogar o el pelo de los animales. La tos está entonces acompañada de estornudos e incluso asma.

Los fumadores o aquellos que inhalan drogas, del mismo modo que los cantantes o profesionales de la voz, especialmente si tienen que trabajar en ambientes polucionados, acusan los mismos síntomas.

Por último, la tos constituye una señal de alarma en personas mayores, ya que puede ser el síntoma de una patología grave como el cáncer o la tuberculosis. *Siempre que una ronquera o tos se prolongue más de tres semanas hay que acudir al médico y hacerse las pruebas exploratorias adecuadas.*

Afecciones respiratorias

Las infecciones de vías respiratorias pueden limitarse a la garganta y la tráquea o descender hasta los bronquios, causa habitual en la gripe o el catarro común. En estos casos la presencia de virus favorece el desarrollo de bacterias como el estreptococo.

La tos que en un principio era seca e improductiva, especialmente molesta, se transforma en purulenta y viscosa, señal de que la infección está cediendo, aunque el tratamiento debe continuar hasta su total desaparición. Los casos más graves se dan en el sarampión, la tos ferina, la neumonía vírica, la tuberculosis o las neoplasias.

La bronquitis crónica se mantiene al menos durante tres meses al año y dura hasta tres inviernos, existiendo abundante mucosidad purulenta, estrechamiento del árbol bronquial y espasmos con disnea. Suele ser habitual en fumadores crónicos, por contaminación atmosférica o laboral, así como por vivir o trabajar en lugares muy pequeños y poblados como son las escuelas, lugares de diversión o transportes públicos, especialmente en climas húmedos. La tos es sibilante con expectoración purulenta.

Tos ferina

Poco habitual en la actualidad, la enfermedad comienza como un resfriado común y la tos aparece al cabo de dos o tres días con accesos de tos frecuentes. A los siete días la tos es en forma de alarido que finaliza con tos explosiva sin apenas expectoración, frecuentemente acompañada de inspiración aguda. Puede continuar durante meses y acompañarse de debilidad y pérdida de peso.

Neumonía

La tos es escasa, dolorosa y seca, aumentando la expectoración y la viscosidad con el paso de los días, siendo frecuentes los mocos con sangre y la fiebre. Si dura más de dos semanas, es preciso realizar pruebas radiológicas.

Tuberculosis

Se debe descartar esta enfermedad en aquellas personas jóvenes que tienen tos durante más de un mes.

Cuerpos extraños

Pueden ser inhalados, coágulos o mocos. Si es de pequeño tamaño, solamente causará tos; pero si es grande y está en la tráquea, la tos es irritante, se acentúa con los cambios de posición y puede requerir ayuda quirúrgica urgente. Si llega hasta un bronquio, la tos y la disnea son muy intensas y puede degenerar en colapso pulmonar. *Ante una tos intensa, con sensación de ahogo, no demore el acudir a un centro de urgencia.*

Cáncer

El 95 por 100 de los casos de cáncer de pulmón están relacionados con el consumo de tabaco y se declara entre los cuarenta y los setenta años de edad. La enfermedad puede centrarse solamente en el pulmón o llegar al hígado, cerebro y huesos.

Los síntomas son la tos rebelde al tratamiento, ronquera, expulsión de esputos con sangre al levantarse, dolor en el tórax, disnea y en ocasiones fiebre. En los casos más crónicos hay sibilancias, agrandamiento del hígado, flebitis, dedos en forma de palillo de tambor y derrames pleurales. Inversamente, el cáncer de pulmón puede provenir como consecuencia de una metástasis de mama, riñón, ovarios, próstata, testículos y huesos.

Otras causas de tos

Los accesos de *asma* pueden dar tos al principio de la crisis. En la embolia pulmonar el dolor en el pecho es brusco, hay disnea y suele existir tos durante veinticuatro horas con esputos manchados de sangre. Las afecciones cardiacas, como la estenosis mitral, el asma cardiaca o la insuficiencia cardiaca, pueden cursar con tos nocturna. En la gripe la tos es seca e irritativa, lo mismo que en el sarampión.

DISNEA

La disnea consiste en un aumento de la relación o la profundidad respiratoria, lo que produce un incremento molesto de la respiración. Puede ser fisiológica, como consecuencia de un esfuerzo físico o un estímulo emocional, o normal, como la que se da en las últimas semanas de la gestación.

En las disneas patológicas hay que valorar los siguientes síntomas:

· Si hay fiebre.
· La mayor o menor dificultad respiratoria.
· Si es más rápida de lo normal.
· Si existe dificultad en la inspiración profunda.
· Si va unida a otra enfermedad.
· Si el grado de dificultad es cuando se hace algún esfuerzo físico o simplemente al caminar.
· Si la dificultad respiratoria va en aumento.
· Cuánto duran los accesos.
· Cuándo ocurrió el primero.
· Si es de aparición brusca.
· Si es constante y de frecuencia diaria.
· Si va unido a otros síntomas como palpitaciones, sed, dolor de cabeza, temblores o sudores.

CAUSAS MAS FRECUENTES

Vías respiratorias

Derrame pleural

Se desarrolla en la neumonía, insuficiencia cardiaca, tuberculosis o cáncer. La disnea era ya existente con anterioridad al derrame.

Neumotórax

Se debe a la rotura de un quiste o de una ampolla, así como consecuencia de una herida en el tórax o las costillas. Se observa en jóvenes sanos y a veces se desarrolla silenciosamente, aunque es habitual que el dolor y la disnea sean bruscos y se localicen en el lugar de la rotura. Otras veces el malestar se localiza en el hombro, el epigastrio o el corazón, dando lugar a un error en el diagnóstico. Si no se actúa con rapidez el colapso puede ser total, la tos puede provocar la entrada de aire en el interior de la cavidad pleural y ello genera una urgencia médica para realizar una descompresión. Una exploración minuciosa revelará la tráquea desplazada, inmóvil, ausencia de vibraciones vocales y desaparición de ruidos respiratorios.

Cuerpos extraños

La presencia de un alimento o mezcla de ellos, así como una prótesis dental desprendida, puede producir una disnea inmediata o grave, la cual debe expulsarse con rapidez en un tiempo máximo de tres minutos. La obstrucción suele localizarse en la laringe o faringe, y el mayor peligro reside en la inhalación del cuerpo extraño, lo que suele darse en objetos pequeños. Aunque no hay tiempo que perder, puede intentarse poner boca abajo al afectado y golpearle la espalda o comprimir enérgicamente el abdomen, todo ello mientras le llevamos a un centro de urgencia.

Edema de laringe

Se produce por inhalar vapores irritantes o beber líquidos muy calientes, especialmente en niños si tienen, además, amigdalitis o laringitis. También son frecuentes por picadura de avispas si el insecto ha caído en el agua, por reacción a un medicamento que contenga penicilina o yoduros, y quizá en la nefritis crónica.

Espasmo de laringe

La disnea que aparece como consecuencia del tétanos requiere atención médica de urgencia. En la poliomielitis y la difteria suele darse parálisis laríngea.

Asma

Es la causa más habitual de disnea, la cual se manifiesta también con silbidos a consecuencia del espasmo bronquial.

La abundancia de mucosidad también puede inducir a disnea en casos de bronquitis aguda.

Son frecuentes los ataques de asma en personas sanas por reacción individual al polen, al pelo de animales, medicamentos y parásitos domésticos que habitan entre las sábanas.

El asma súbita suele comenzar de noche, con opresión torácica, dificultad respiratoria, tos seca sin expectoración, y puede durar una hora. El afectado se encuentra cansado, deshidratado y con cianosis, siendo frecuente que se deba a un problema emocional intenso. Cuando el asma es crónica la tos es más intensa pero productiva, y cualquier esfuerzo supone una intensa fatiga.

Bronquitis

El estrechamiento de las vías respiratorias por aumento de la mucosidad provoca disnea, especialmente cuando además existe polución ambiental o humo de cigarrillos.

Enfisema

Suele ir unido a bronquitis o asma en los fumadores, lo cual produce una dilatación de los alvéolos y con el paso de los años su desintegración. Si concurren con una infección respiratoria, se puede declarar una insuficiencia cardiaca. La disnea puede producirse incluso en reposo, hay cianosis, el tórax está voluminoso y los sonidos respiratorios están muy débiles.

Embolia

Puede confundirse con un infarto de miocardio e incluso ser igualmente mortal. Existe otra forma menos grave que se da después de un parto o como consecuencia a una intervención quirúrgica.

Colapso pulmonar

La causa reside en un cuerpo extraño que se impacta en el bronquio o bronquiolo, incluso un alimento deglutido, como puede ser un cacahuete. Siempre que se vea a una persona inconsciente tras un accidente o incluso borracho, hay que analizar la posible presencia de un cuerpo extraño que produciría un colapso pulmonar por inhalación. En los sujetos conscientes hay tos repentina, ahogo, asfixia, la cual puede ceder y repetirse pasados unos minutos.

Neumonía

Puede darse con o sin disnea, pero con aumento de la frecuencia respiratoria y fiebre.

Tuberculosis pulmonar

No siempre la enfermedad se manifiesta con claridad y a veces se percibe con debilidad, pérdida de peso, fiebre, dolor en el pecho y quizá esputos con sangre.

Causas cardiacas

Insuficiencia cardiaca

Puede declararse de forma espontánea en un corazón sano como consecuencia de una difteria, asma, taquicardia o miocarditis reumática y vírica, así como durante una infección respiratoria. La insuficiencia cardiaca izquierda es la causa principal de la disnea y está causada normalmente por alteraciones de la válvula aórtica, insuficiencia mitral, isquemia del miocardio o hipertensión.

Los síntomas de disnea aparecen al principio solamente durante el esfuerzo, después el agotamiento le lleva a permanecer en cama y al final solamente encuentra alivio sentado. Las personas obesas acusan mayor agotamiento por la presión que soporta el diafragma y de noche se despiertan bruscamente en busca de una ventana abierta a causa de la falta de aire. La angustia suele ceder a los veinte minutos o degenerar en un cuadro mortal.

Es importante tener en cuenta ciertos datos que nos pondrán en alerta, como el pulso alternante, débil, fuerte, pulso en galope, doble pulso e hipertensión (aunque en ocasiones puede ser normal en los casos graves.)

Otras causas

Distensión abdominal

Puede ocurrir como consecuencia del embarazo, obesidad, ascitis o aerofagia, y además de la disnea pueden producirse síntomas similares a una afección cardiaca.

Anemia

La disminución de los glóbulos rojos o la hemoglobina produce una importante disnea con el esfuerzo.

Diabetes

La mala utilización de la glucosa produce habitualmente disnea, así como en las crisis de cetosis y uremia por retención del hidrógeno.

Afecciones tiroideas

El bocio comprime la tráquea y dificulta la respiración, y en la tirotoxicosis se produce un aumento del metabolismo con el mismo síntoma.

Alteraciones emocionales

Son muy frecuentes las disneas en los estados de histeria y ansiedad, llegando a aumentar hasta treinta y cinco el número de respiraciones superficiales. Estos síntomas van unidos a vértigos, dolores de cabeza, temblores y desmayos, especialmente en mujeres. Los acontecimientos imprevistos o el miedo ante una prueba o circunstancia previsible dan con frecuencia esta patología.

TAQUICARDIA

Taquicardia es el aumento de la frecuencia cardiaca, la cual puede percibirse en forma de palpitaciones o solamente mediante la toma de las pulsaciones. Normalmente una persona que tenga buena salud no percibe sus latidos cardiacos, salvo en casos de excitación o esfuerzo físico, o en anomalías como la estenosis mitral.

Por tanto, para que una persona no instruida en medicina acuda al médico por una taquicardia tiene que tener simultáneamente palpitaciones, ya que de no ser así no percibirá su enfermedad aunque el número de pulsaciones sea muy alto.

El número de pulsaciones medio es de setenta al minuto, pero también pueden considerarse normales las que lleguen a ochenta o bajen a sesenta. Los deportistas suelen tener cifras muy bajas en reposo, mientras que los niños es normal que superen las ochenta pulsaciones. Para que un médico juzgue si la cifra del paciente es normal o patológica, debería conocer la frecuencia que esa persona concreta tiene habitualmente y no fiarse de las setenta pulsaciones estándar.

Causas de taquicardia

Shock

Esta patología, que consiste en una insuficiencia circulatoria, falta de oxígeno y excesos de metabolitos tóxicos, es una alteración grave de la salud que requiere atención médica rápida. Los casos más serios ocurren en la insuficiencia circulatoria cerebral, la insuficiencia circulatoria periférica, pérdida de líquidos por vómitos, hemorragias intensas, quemaduras extensas, diarreas o golpe de calor por insolación. También puede aparecer como consecuencia de una peritonitis, reacciones alérgicas a medicamentos, insectos, alimentos o serpientes, infecciones generalizadas, abortos espontáneos, infecciones quirúrgicas, hipotensión y estados emocionales o de estrés intensos. Además de la taquicardia hay palidez, cianosis, frialdad, sudores, fiebre, hipotensión y debilidad extrema.

Medicamentos

Suelen producir taquicardias como efecto secundario conocido la atropina, la hiosciamina, los broncodilatadores, la adrenalina, la efedrina, las fenotiacidas, las anfetaminas, la tiroxina o el digital.

Bebidas

Por supuesto el café que exceda de tres tazas al día, el té, el chocolate y el alcohol.

Cáncer

Suele ser un síntoma habitual en los tumores malignos y las fases avanzadas de la enfermedad.

Suele ir unida a sudores, diarreas, ligera fiebre, anemia y piel enrojecida.

Infecciones

La taquicardia es habitual en los procesos infecciosos, especialmente si hay fiebre, y persistir incluso después de resolverse.

Este síntoma hay que tenerlo en cuenta en la tuberculosis, ya que a veces una pequeña fiebre y un aumento de las pulsaciones persistentes son la pauta que indican esta enfermedad.

Tromboflebitis

Una elevación imprevista de las pulsaciones suele ser indicio de una embolia pulmonar en aquellos pacientes que tienen tromboflebitis, ya sea antigua o como consecuencia de una intervención quirúrgica.

Hipertiroidismo

Suele estar bastante elevada en esta patología, incluso cuando es de larga duración, por lo que puede dar lugar a una fibrilación auricular. También se acompaña con palpitaciones, temblores en las manos y trastornos emocionales.

Hiperglucemia

Esta alteración frecuente en los diabéticos produce,

además de taquicardia, sed, alteraciones en la vista, somnolencia y respiración forzada.

Hipoglucemia

No solamente los diabéticos suelen tener descensos en los niveles de azúcar, ya que los deportistas y los niños lo padecen con frecuencia. Junto a la taquicardia hay sudores, temblores, náuseas y extrema debilidad, acompañada por irritabilidad o confusión mental.

Menopausia

Es uno de los trastornos habituales en las crisis menopáusicas, unido a las palpitaciones, oleadas de calor en el rostro y dolores en el tórax.

Angustia, miedo, ansiedad

Si se acusa al mismo tiempo palpitaciones, puede agravarse el mal en un paciente hipocondríaco e inducirle a pensar que tiene un problema cardíaco con dificultad respiratoria y dolores en el pecho. La crisis de angustia suele ir unida también a los sudores, falta de aire, vértigos y fatiga. Aunque se piensa que es un problema de personas débiles de carácter, la mayoría de las personas han estado sometidas en repetidas ocasiones a crisis de ansiedad, bien sea por exámenes, bodas, miedos a otras personas, guerras, juicios, hacienda o posibles despidos laborales. Nunca hay que menospreciar una crisis de ansiedad y la taquicardia es un buen síntoma para valorar el posible daño orgánico.

Causas cardiacas

Son muy numerosas y entre ellas tenemos al infarto de miocardio, la insuficiencia cardiaca, la miocarditis o la fibrilación auricular, todas de inmediata atención médica.

Cuando a un enfermo del corazón se le declara una taquicardia hay que acudir urgentemente a un centro sanitario.

DEBILIDAD

Es un síntoma que acompaña a la mayoría de las enfermedades, pero que se hace imprescindible valorar adecuadamente cuando aparece de repente en una persona sana. Es un problema de salud tan frecuente que la mayoría de las veces no lo tenemos en cuenta y lo atribuimos a comer poco, trabajar mucho o no dormir las horas adecuadas. La fatiga es tan variable que mientras hay personas que parecen aguantar sin problemas todos los avatares de la vida, laboral y social, otros caen agotados al menor esfuerzo. El problema es que muchas personas acusadas de vagancia son solamente enfermos que requieren tratamiento médico, y muchos jóvenes son obligados a realizar un deporte cuando no reúnen las condiciones de salud necesarias para efectuarlo.

Ni la comida ni el dormir muchas horas son suficientes para restaurar las energías perdidas de un enfermo, como tampoco guarda relación la fatiga crónica con la edad o el sexo y suele ir unida a pérdida del peso.

Para evaluar la gravedad del estado de debilidad hay que determinar los siguientes datos:

. Duración y si apareció después de una enfermedad
· Cuándo fue la última vez que se encontró fuerte.
· Si ha perdido peso coincidiendo con el cansancio.
· Si considera que ha perdido la memoria o está

aturdido.

· Si tiene algún tipo de dolor.

· Si la debilidad va unida también a falta de apetito, dificultad al tragar, vómitos, diarreas, estreñimiento, orina abundante.

· Hay que descartar la presencia de un proceso infeccioso, el cual irá acompañado por fiebre y quizá sudores.

· Cualquier hemorragia hay que tenerla en cuenta, por leve que nos parezca.

Causas más comunes para un estado de debilidad

Fiebre

Especialmente las formas crónicas. Las agudas suelen ir unidas a sed, sudores, dolores de cabeza y anorexia, siendo la debilidad una consecuencia de la fiebre alta, que obliga al enfermo a permanecer en cama.

Anemia

Siempre será una enfermedad a investigar si, además, el paciente está pálido y acusa el cansancio desde hace semanas.

Vómitos

Los vómitos importantes, mucho más en los niños y ancianos, cursan con un estado de debilidad extremo, independientemente de la fortaleza de la persona. En la medida en que la debilidad es más acentuada se hace más urgente acudir a un centro sanitario.

Diarrea

Produce los mismos síntomas que los vómitos y es mucho más grave si ambos trastornos van unidos.

Mala alimentación

Suele ser habitual en personas jóvenes y también en las que se someten a drásticos regímenes de adelgazamiento.Más que la carencia de vitaminas o minerales, es la falta de hidratos de carbono lo que más produce debilidad, algo muy habitual dada la guerra injustificada que se les hace en la creencia de que son la causa de la obesidad. También acusan carencias los deportistas, las mujeres embarazadas y los niños en la época escolar, así como los ancianos, las personas que viven solas y no encuentran motivación para comer, los que padecen incapacidad física de algún tipo, los deprimidos y los que tienen problemas para tragar a causa de una dentadura deficiente.

Carencia de vitaminas

Aunque no son elementos que proporcionen directamente energía, son indispensables para la mayoría de los procesos metabólicos y su carencia puede producir debilidad muy específica.

Anorexia nerviosa

Suele darse en chicas jóvenes obsesionadas por mantener una delgadez extrema, la mayoría de las veces a causa de un desengaño amoroso. Suelen ser personas malhumoradas, resentidas contra la familia y con deseos de huida del hogar. La menstruación suele faltar hasta que se restablece la salud.

Drogadicción

La mayoría de las drogas producen un síndrome de abstinencia muy alto, el cual cursa especialmente con debilidad extrema.

Otras dependencias

Cualquier medicamento para el psiquismo produce los mismos síntomas que la carencia de las drogas mayores y en ocasiones este síndrome se percibe con solamente quince días de consumo del medicamento.Por otro lado, son bien conocidos los estados de fatiga que producen el tabaco, el alcohol, el café e incluso el azúcar cuando se suprimen bruscamente, lo que obliga a la persona a tomarlos de nuevo.

Mala absorción

No siempre es detectada esta enfermedad, ya que el enfermo suele comer adecuadamente y no tiene diarreas o vómitos que alerten sobre una carencia nutritiva. Las causas más habituales de este síndrome son las afecciones de boca, como la estomatitis y los trastornos digestivos consistentes en dispepsia.

Otras causas

Por supuesto las diarreas, las anemias por carencia del factor intrínseco que impide la asimilación de la vitamina B-12, las hemorragias, la gingivitis, el raquitismo, las afecciones reumáticas, la artritis reumatoide, la degeneración de la vaina de mielina en los nervios y las neuropatías. También la enfermedad celíaca por intolerancia al gluten, la diverticulitis intestinal, las complicaciones o secuelas de operaciones quirúrgicas, la intolerancia a la lactosa, la carencia de ácido pantoténico, la enteritis regional, los parásitos intestinales perennes, la tuberculosis en cualquiera de sus localizaciones, las patologías del hígado que hacen imposible cualquier esfuerzo muscular, la pancreatitis, la pielonefritis crónica, todas las infecciones, las alteraciones endocrinas y de manera más acusada la insuficiencia suprarrenal y tiroidea, así como el hipertiroidismo y la diabetes. Por último, el cáncer .

FIEBRE

Ya nadie duda que la fiebre es un síntoma y no una enfermedad en sí misma, aunque todavía no todos los científicos le atribuyen las mismas propiedades o beneficios. Pudiera ser que forme parte de los mecanismos del sistema defensivo para dominar al agresor, la bacteria, o como método para elevar el metabolismo y así acelerar los procesos curativos.

Simultáneamente a la elevación de la temperatura el cuerpo modifica ciertas respuestas y en caso de lesión de los tejidos se produce un aumento de la leucitosis y una velocidad de sedimentación más elevada. La causa de que aún hoy no todos los médicos coincidan en su utilidad es que también se produce fiebre cuando no hay invasión de gérmenes, como ocurre en los accidentes cerebrales y vasculares, en las alergias a medicamentos, durante los trastornos emocionales y en casos de insolación.

Sea un beneficio o un daño, lo que sabemos casi con certeza es que la liberación de ciertas endotoxinas sobre una variedad de leucocitos provoca una estimulación del centro regulador de la temperatura, situado en el hipotálamo. Esta estimulación produce los denominados "pirógenos', sustancias que producirán el aumento de la temperatura.

Sabemos que hay bacterias que no pueden vivir a temperaturas superiores a las normales, 36-37°, y la mayoría no sobreviven a los 40", pero hasta ahora nadie se atreve a producir una hipertermia artificial para combatir una infección severa, siendo lo más habitual que se trate de suprimir toda fiebre que suba de los 38°. Lo que sabemos de una manera casi cierta es que bajar la fiebre de un enfermo siempre le mejora su estado general y que el aumento de temperatura moviliza los gérmenes muertos hacia el hígado y el sistema reticuloendotelial, para ser eliminados.

El aumento de temperatura trae obviamente problemas al enfermo y entre ellos nos encontramos con un aumento en la pérdida de líquidos a través de la piel, los cuales son empleados para enfriar al organismo, acompañado por molestias diversas en forma de dolores, sudores y cansancio. La pregunta que nos viene a la mente es por qué el organismo trata de enfriar al cuerpo y, por tanto, bajar la fiebre, si en verdad le es beneficioso para su salud.

También es importante señalar el concepto de fiebre o hipertermia, la cual se establece como tal cuando la temperatura comienza a sobrepasar los 37°, aunque esta cifra no es válida para la totalidad de las personas. Hay casos de familias enteras que tienen normalmente temperaturas de menos de 36° sin acusar ningún trastorno y que para ellos alcanzar los 37,5° supone una subida de temperatura ciertamente importante. El médico debe ser informado siempre de estas anomalías y no caer en el error de menospreciar una temperatura que en la mayoría de las personas no constituye peligro alguno.

Otro factor a tener en cuenta es el lugar donde se

tome la temperatura, la cual puede oscilar de tomarla en la axila, el recto o la boca, e incluso dentro de la oreja. La temperatura axilar es la más universal, pero el termómetro debe estar totalmente en el centro de la axila y permanecer así al menos cinco minutos. La que se tome en la boca a veces no es fiable, ya que si el paciente ha ingerido líquidos unos minutos antes la boca estará fría. De no ser así, la temperatura suele ser medio grado más alta que en la axila y se puede medir en apenas un minuto, dada la alta conductividad que proporciona la humedad. Ni que decir tiene que en los niños pequeños solamente se debe medir en la axila.

Factores que hay que tener en cuenta y que conviene comentar al médico

1. Cuánto tiempo lleva el paciente con fiebre.
2. Otros síntomas que la acompañan, como sed, fiebre, dolores o malestares diversos.
3. Si oscila según la hora del día.
4. Cuántos grados baja en caso de quitarle la ropa habitual.

Factores que posiblemente tenga en cuenta el médico

1. La edad y el sexo.
2. La coincidencia de alguna epidemia estacional.
3. La duración no solamente de la fiebre sino

de la enfermedad.

4. El entorno del paciente.

5. Otros síntomas que acompañan a la hipertermia, como son el malestar general, los dolores en las extremidades, qué zona del cuerpo tiene más caliente, si existen escalofríos o temblores, y si la lengua está sucia y coexiste con anorexia.

6. También buscará probablemente síntomas de mucosidad en la nariz, garganta o pulmones, así como la posibilidad de otitis, sin olvidar la rigidez de nuca o manchas concretas.

Causas habituales de fiebre

Afecciones por enfriamiento

Hay fiebre moderada en las rinitis y los catarros bronquiales, y más alta en las sinusitis. Las otitis y las amigdalitis cursan con fiebre muy alta, espontánea, pero que puede ceder con un tratamiento adecuado.

La gripe también es una causa habitual, pero la subida de temperatura no suele durar más de cinco días, por lo que de continuar habría que investigar una complicación bacteriana u otra causa.

Enfermedades eruptivas

Además de la fiebre, el médico tendrá en cuenta el tipo de erupción, ya que en la varicela aparece al quinto día, en la escarlatina al segundo, en la viruela al tercero, en la rubéola entre el segundo y el cuarto, y en el sarampión al quinto día.

Estas enfermedades se pueden confundir con los exantemas producidos por medicamentos y en ocasiones el mismo antibiótico que se emplea para bajar la fiebre en un proceso infeccioso es el responsable de la fiebre y el exantema.

Todos los casos de fiebre prolongada, aunque sea moderada, deben ser motivo de consulta urgente.

Sinusitis

Suele ser la consecuencia de una amigdalitis, gripe o sarampión, y pasar a una forma crónica, aunque la fiebre solamente se observa en la fase aguda.

Otitis

También suele ser la consecuencia de una amigdalitis (de ahí la importancia de no menospreciar esta enfermedad), aunque también se declara como una complicación de gripe o infecciones respiratorias. La fiebre y el dolor de oídos suelen ir unidos, aunque en la fase primaria quizá solamente se note una disminución auditiva. Hay que procurar no administrar gotas en los oídos hasta no tener un diagnóstico preciso.

Paperas

Afecta especialmente a los niños escolarizados de

forma epidémica, aunque son los adultos los que pueden tener complicaciones graves. Al principio hay fiebre, malestar e hinchazón de las glándulas parótidas, las cuales van aumentando poco a poco de tamaño. En los jóvenes puede declararse inflamación de ovarios o testículos, y en los mayores, prostatitis, y en los casos muy graves, meningoencefalitis. *Es una enfermedad que requiere atención médica inmediata.*

Infecciones de vías respiratorias

Están producidas por virus y en menor medida por bacterias y abarcan una serie de síntomas que suelen ir unidos, como faringitis, afonía, resfriado nasal, bronquitis y fiebre ligera. De no tratarse adecuadamente, la infección puede progresar hasta el oído y llegar hasta los bronquios.

Muchas enfermedades serias comienzan con síntomas de gripe, como el sarampión, la rubéola o la meningitis, mientras que otras producen complicaciones a largo plazo, como la fiebre reumática o la glomerulonefritis.

Difteria

La fiebre no es muy elevada, el pulso es rápido y el estado general del niño suele ser grave. Los comienzos son similares a una amigdalitis y se debe explorar siempre con detenimiento, ya que en la mayoría de las ocasiones el niño no siente malestar en esa zona al principio de la enfermedad.

En los casos avanzados el velo del paladar está gris, suelen existir ruidos, tos ronca, y los ganglios están inflamados.

Bronquitis

No suele existir fiebre alta y normalmente ocurre como una complicación de la gripe, los resfriados o el sarampión.

Neumonía

Existen diversos tipos de neumonía, ya sea producida por bacterias, virus u otros microorganismos. La más habitual es la neumocócica, que es el resultado de una complicación gripal. Comienza bruscamente con fiebre alta, escalofríos, taquicardia, dolor torácico y tos sin expectoración. Las mejillas están rojas, la respiración muy rápida y hay herpes en los labios.
La producida por el estafilococo se da en los lactantes y niños pequeños y posteriormente como complicación de una gripe. Puede ser muy grave en pocas horas al formarse abscesos que pueden alcanzar la cavidad pleural.
Otras formas de neumonía, como las que se dan en los alcohólicos, ancianos o tuberculosos, implican igualmente el ingreso inmediato en un centro hospitalario.
Solamente es menos grave la neumonía vírica. Hay fiebre, poca tos con algo de moco, bazo aumentado y suele ceder en poco más de cinco días.

Por último, las neumonías mal tratadas pueden degenerar en pleuresía con dolor torácico y tos seca, empiema que origina pérdida de peso y anemia o un absceso pulmonar que se declara de forma espontánea con fiebre, sudores y tos intensa con expectoración.

Causas cardiacas

Fiebre reumática

Normalmente se declara como consecuencia de procesos infecciosos de garganta, especialmente amigdalitis. Suelen estar doloridas e hinchadas las rodillas, tobillos y muñecas, pasando el dolor de una articulación a otra, las cuales suelen estar enrojecidas y especialmente sensibles al movimiento. En esta etapa de la enfermedad aparecen ya los signos de insuficiencia cardiaca, hay soplos y un aumento en la velocidad de sedimentación.

Complicaciones después del infarto

Suelen manifestarse al cabo de dos o tres semanas después del ataque y se perciben como fiebre y dolor en el pecho.

Pericarditis

Las infecciones por virus suelen declararse como una neumonía, infección de garganta o incluso como meningitis, y aparece bruscamente con fiebre, dolor en el pecho, taquicardia y disnea. Los síntomas son similares al del infarto de miocardio, pero los antecedentes de infección respiratoria diferenciarán el diagnóstico.

Endocarditis

Se declara entre los cuarenta y cinco y cincuenta años y se debe a un estreptococo resistente a los antibióticos que suele aparecer como consecuencia de una intervención quirúrgica. Los síntomas incluyen fiebre, dolores de cabeza musculares y articulares, insuficiencia cardiaca y soplos. También aparece palidez, bazo aumentado, hemorragias en el fondo de ojo y dedos engatillados de manos y pies. La orina puede contener sangre.

Causas digestivas

Gastroenteritis

La fiebre puede ser leve, aun cuando los vómitos y la diarrea sean intensos.

Apendicitis

No siempre existe fiebre a pesar de que el mal esté muy avanzado.

Colitis

Los casos leves pueden darse sin fiebre, pero está presente en las patologías graves y será muy alta en la disentería amebiana, en la cual hay diarreas con sangre y dolor. Los síntomas van siendo más intensos en la medida en que progresa la enfermedad.

Hepatitis

Suele coincidir la fiebre con el dolor, desapareciendo ambos cuando se declara la ictericia.

Cálculos biliares

La hipertermia es irregular y prolongada, guardando relación con la presencia de los cálculos en los conductos.

Peritonitis

Se produce como consecuencia de una apendicitis o una perforación de una úlcera, o por otro proceso inflamatorio intestinal.

Otras causas

Salpingitis

Es la consecuencia de una infección en la trompa

de Falopio, bien sea después del parto o de un aborto, declarándose a los pocos días con fiebre y dolores lumbares.

Prostatitis

La fiebre suele ser muy alta, con dolor al orinar y emisión muy continuada. Las molestias son mayores al caminar o estar sentado, estando acompañada de escalofríos.

Pielonefritis

El comienzo es brusco con dolor al orinar, fiebre alta, vómitos, escalofríos y dolor lumbar, todo con profunda postración. Los casos crónicos cursan con anorexia y estreñimiento.

Adenitis

La inflamación de los ganglios linfáticos cursa con dolor local y algo de fiebre persistente.

Tromboflebitis

La complicación más grave es la embolia pulmonar y requiere atención médica inmediata. Siempre que una persona con problemas venosos deba permanecer mucho tiempo en cama o someterse a una operación quirúrgica habrá que vigilar sus venas superficiales, las cuales cuando están especialmente dañadas son dolorosas, hay escalofríos y fiebre.

Artritis

No suele cursar con fiebre salvo que se complique en forma de artritis reumatoide, lupus eritematoso, espondilitis y otras formas infecciosas.

Enfermedades infecciosas de especial interés

Escarlatina

El exantema aparece a los dos o cuatro días y la enfermedad se declara de forma brusca con dolor de cabeza, fiebre, vómitos y amigdalitis, así como con taquicardia y lengua pastosa que tiene aspecto de frambuesa. Puede complicarse con otitis.

Brucelosis

El ser humano se contagia a través del ganado por consumir leche o queso sin pasteurizar. Al principio parece una simple gripe, que va acompañada de fuerte depresión, poca fiebre y muchos sudores.

Gastroenteritis

La causa suele estar en un insuficiente lavado y hervido de los alimentos. No es grave, salvo que exista riesgo de deshidratación.

Fiebres tifoideas

Habitualmente se coge en los viajes a países tropicales y al principio se percibe malestar, dolor de cabeza, algo de fiebre y tos. Cuando la enfermedad progresa hay cansancio, fuerte dolor de cabeza y fiebre incluso de 40°, con abdomen abultado, lengua pastosa y pocas pulsaciones, pudiendo aparecer manchas en el abdomen.

Tuberculosis

Normalmente hay pérdida de peso, fiebre que se declara de noche con sudores, ligera disnea, tos moderada y debilidad.

Varicela

Después de un período de incubación de quince días aparece un exantema en el tronco y posteriormente en la cara y miembros, pasando de pápulas a pústulas y costras. Hay fiebre moderada, malestar, dolor de cabeza y de garganta. Dura entre cinco días y dos semanas.

Sarampión

La incubación es entre siete y catorce días, y hay manchas en la boca, fiebre alta, tos, fuerte conjuntivitis y picores. La erupción comienza alrededor de los oídos, cara y cuello, extendiéndose al tronco y las extremidades. Dura entre cuatro y siete días.

Rubéola

La incubación se realiza entre los catorce y veintiún días. Hay fiebre, dolor de cabeza, rinitis y ganglios aumentados y dolorosos. La erupción comienza en la cara y cuello, extendiéndose al tronco y las extremidades. Dura entre uno a tres días y la erupción es en forma de máculas rosadas que se hacen más visibles al segundo día.

Exantema súbito

Afecta a los lactantes y niños en edad preescolar, y la fiebre elevada desaparece en el momento de la erupción la cual es en forma de máculas difusas que se forman en el tórax, abdomen y algo en cara y extremidades. Dura uno o dos días.

Mononucleosis infecciosa

Existe malestar, dolor de cabeza, fiebre, dolor de garganta y ganglios aumentados. El exantema se localiza en el tronco a los cinco o quince días después del comienzo de los síntomas y dura de tres a siete días.

Malaria

Suele darse en personas que han viajado a África en los inmigrantes y soldados que proceden de esas zonas. El contagio es rápido, ya que basta la picadura de un mosquito para infectarse de la enfermedad, la cual se manifiesta a partir de los diez días. Los síntomas incluyen dolor de cabeza, náuseas, malestar, escalofríos, sudores y fiebre alta, los cuales tienen un intervalo de uno a tres días.

Reacciones a medicamentos

Tanto la administración de un determinado medicamento como incluso la supresión brusca pueden producir fiebre, por lo que a veces es muy difícil relacionar el síntoma con la causa.

Cáncer

En la fase terminal de estos enfermos la fiebre suele ser constante a causa de la necrosis celular o infecciones oportunistas.

Artritis reumatoide

La pérdida de peso, los dolores difusos y la debilidad son algunos de los síntomas de esta enfermedad que en el caso de los jóvenes se conoce como enfermedad de Still.

COMA

Como en cualquiera de los casos de urgencias médicas descritas con anterioridad, cuando una persona entra en coma no siempre se encuentra un médico al lado para actuar correctamente y en muchas ocasiones ni siquiera los familiares son capaces de diferenciar un coma de otra patología menos grave. Por eso es importante conocer la sintomatología de este estado físico para no perder tiempo en llevar al enfermo a un centro sanitario, esperando que el tiempo solucione algo que es imposible sin ayuda médica.

Lo primero que se percibe en un estado de coma es que la persona no está consciente, no nos puede aclarar cómo se encuentra. Su cerebro no está capacitado en ese momento para efectuar órdenes motoras y ni siquiera percibe los estímulos sensoriales de su cuerpo. El déficit circulatorio en su interior le lleva a perder la conciencia en poco menos de un minuto y de perdurar más de cinco las lesiones cerebrales serán ya irreversibles, de ahí la importancia de poner los tratamientos médicos adecuados con rapidez.

El estado de coma puede manifestarse en cinco niveles de gravedad:

1. El paciente responde a nuestras preguntas e incluso es capaz de moverse algo.
2. No responde al interrogatorio, pero acusa dolor cuando le movemos o presionamos.

3. No acusa dolor, pero hay reflejos en la córnea.
4. Las pupilas ya no responden a la luz directa.
5. No percibimos su respiración.

Es importante advertir que una persona que esté en el nivel uno puede pasar rápidamente a los otros niveles más graves, por lo que no debemos confiar en nuestro criterio particular. Mientras analizamos la gravedad o no, incluso con un médico al lado, el paciente debería estar siendo trasladado a un centro sanitario donde al mismo tiempo que le efectúan análisis le instaurarán ventilación pulmonar asistida y quizá un goteo para prevenir el shock.
Mientras llega a un centro de urgencias deberemos analizar todos los datos que podamos para decírselos al médico que le atienda, ya que un diagnóstico rápido de la causa del coma puede suponer la diferencia entre la vida y la muerte.

Éstos son los datos que debemos saber:

- Cómo estaba el paciente cuando se le encontró.
- Si conocemos la causa de su mal, deberemos indicar si fue accidente traumático, intoxicación por medicamentos o drogas, si recibió algún golpe en la cabeza o fue por asfixia en la bañera o piscina. Es muy importante conocer el tiempo que permaneció expuesto al accidente. Si la intoxicación ha sido por gas, cuánto tiempo creemos que ha permanecido expuesto y de

qué tipo es el gas; si ha sido por inmersión, cuánto tiempo creemos que permaneció dentro del agua; si fue por un accidente de coche, caída o por una pelea, el tiempo que transcurrió hasta que logramos rescatarle.

- Una vez que se le auxilió, es importante saber si conservaba aún la conciencia o la fue perdiendo rápidamente.
- Si tiene o tuvo convulsiones.
- Si la causa no ha sido por un accidente, hay que aportar todos los datos relativos a enfermedades que tiene o que haya tenido, así como algún otro episodio que haya padecido con anterioridad.
- Si está tomando medicamentos, especialmente psicofármacos o antidiabéticos.

Si pensamos que el traslado a un centro sanitario se va a demorar, es importante que realicemos nosotros una pequeña exploración para apuntar todos los datos externos que se vean de modo fácil, ya que así ahorraremos al médico que le trate unos minutos que quizá sean decisivos para la vida del afectado.

En un papel apuntaremos estos datos:

- Si hay hemorragias externas o sospechamos de una interna por ser una persona con úlceras o que ya las haya padecido con anterioridad. La palidez brusca es una señal de alarma.

- Si la piel se vuelve cianótica, como por falta de oxígeno.
- Hay que olerle el aliento y diferenciar el alcohol de la acetona diabética.
- Tocarle la piel para ver si está fría.
- Cómo es la respiración, si profunda, superficial, rápida o demasiado lenta. Hay que ponerle siempre de lado.
- Podemos tomarle el pulso con una frecuencia de cinco minutos.
- Le tomaremos también la temperatura a intervalos de quince minutos, abrigándole si es necesario.
- Si disponemos de un tensiómetro apuntaremos la tensión.
- Podemos explorar la nuca y averiguar si hay rigidez, especialmente cuando se le extienden las piernas.
- Le miraremos el ojo buscando hemorragias.
- Con una luz miraremos también si la pupila se contrae.
- Observaremos la piel para ver heridas, exantemas o cardenales.

Todos estos datos hay que apuntarlos para no olvidar ninguno cuando por fin el paciente pueda ser asistido por un médico.

Causas del coma

Traumáticas

No solamente los impactos en la cabeza pueden provocar accidentes cerebrales, sino que una aceleración brusca (montaña rusa o atracciones circulares de feria), así como una gran desaceleración (frenazo brusco), pueden producir una distorsión del líquido intracelular y de las neuronas. Ello produce una pérdida instantánea de la conciencia incluso cuando no haya existido golpe alguno, lo que puede inducir a error en el diagnóstico. Afortunadamente, el paciente sale del coma a los pocos minutos, aunque quizá le quede una desagradable secuela en forma de amnesia.

Solamente en aquellos casos en los cuales el coma se prolonga, y con más motivo si existen convulsiones, habrá que pensar en una hemorragia interna.

Trombosis cerebral

Cuando se produce la oclusión de la arteria basilar, el coma va unido a unas pupilas pequeñas y fijas, así como a la imposibilidad de tragar e incluso de respirar normalmente.

La trombosis *venosa* se origina en mujeres que han tomado durante varios años anticonceptivos hormonales o durante el parto y puede dar lugar también a convulsiones.

Embolia cerebral

Suele estar causada por un trombo, una burbuja de aire o un trozo minúsculo de gasa procedente de una operación quirúrgica. También se dan con frecuencia como consecuencia de una endocarditis bacteriana y puede quedar afectada solamente una parte del cerebro.

Hipertensión

Si la subida de tensión se realiza de forma brusca o en pocos minutos, ocasionará primeramente dolor de cabeza con vómitos, y en pocos minutos convulsiones y coma que puede ser mortal.

Hemorragias cerebrales

Suelen darse en pacientes mayores, hipertensos, y cursan con abatimiento profundo, dolor de cabeza, vómitos, pérdida de la conciencia y estado de coma, el cual se puede prolongar varios días.

Eclampsia

Se trata de una complicación grave del último trimestre del embarazo que se da en mujeres mayores de treinta anos que no han tenido con anterioridad otros hijos. Va acompañada de hipertensión, edemas y coma, que se puede declarar incluso después del parto.

Inflamaciones

Una meningitis bacteriana, una encefalitis postvacunal o una reacción alérgica pueden producir como primer síntoma somnolencia, dolor de cabeza, delirio, edema papilar y coma. El herpes zoster o la púrpura hemorrágica indicarán una reacción adversa a la vacunación reciente. Si la crisis se resuelve, quedarán como secuelas alteraciones del sueño y de la personalidad.

Epilepsia

Si no existen unas causas genéticas y se declara de improviso en una persona aparentemente sana, hay que pensar en trastornos metabólicos, hipoglucemia, hipocalcemia o consumo de drogas. También son frecuentes por otras causas, como tumor cerebral e hipertensión maligna. Tanto en las personas ya enfermas como en los demás, la crisis suele durar unos minutos y puede haber incontinencia de orina, convulsiones, parálisis parciales y estupor.

Bradicardia

Consiste en la caída brusca de la tensión arterial y de la frecuencia cardiaca, lo que origina un desmayo que por sí mismo facilita la recuperación, siempre y cuando no le incorporemos rápidamente. Las personas mayores o las intoxicaciones pueden dar lugar también a caídas bruscas con pérdida de la conciencia. En el caso opuesto, la *ta4uicardia,* también se puede producir pérdida de la conciencia de manera brusca.

Infarto de miocardio

Si la obstrucción del fluido es muy intensa o afecta a un vaso pulmonar, se entra en un estado de coma que puede degenerar en muerte.

Otras causas frecuentes

Coma diabético

Está producido por una dosis excesiva de insulina. Efecto similar se ocasiona por dosis excesivas de digoxina. En el coma diabético el enfermo está deshidratado, con disnea, tensión baja, olor a acetona y piel sonrosada, pero normalmente puede solicitar ayuda médica por sí mismo en los primeros momentos.

Intoxicación por barbitúricos

Va unido casi siempre a un intento de suicidio y solamente existe la posibilidad de recuperación si se puede efectuar un lavado gástrico que elimine el medicamento antes de que pase a sangre. Existe temperatura baja, bradicardia, hipotensión, pérdida de los reflejos, nula respuesta a la voz o al dolor, así como respiración disminuida. La diferencia de los barbitúricos con otros psicofármacos empleados para modificar el humor es que antes de caer en coma el paciente se encuentra eufórico y excitado, empezando las convulsiones a los pocos minutos.

Borrachera

Es fácil diagnosticarla por el olor del aliento o por el historial social del enfermo, lo que llevará a considerar su gravedad si va acompañada de cirrosis o cardiopatías.

Gases de automóvil

Son también otra forma habitual para el suicidio indoloro, aunque también se emplea con fines homicidas. El CO_2 desplaza el oxígeno de la hemoglobina y ello ocasiona anoxia y coma.

Aspirina

La gravedad de esta intoxicación es que se unen las hemorragias gástricas, la acidosis, la insuficiencia respiratoria y la cardiaca, lo que ocasiona un cuadro clínico difícil de solucionar rápidamente.

Infecciones

Cualquier infección puede convertirse en un problema grave si se declara una septicemia; entre ellas tenemos a la meningitis, malaria, las tifoideas, y las producidas por estreptococos y estafilococos. El comienzo es muy brusco y puede declararse el coma en pocas horas.

Hipoxia

La carencia de oxígeno a nivel cerebral puede ser producida por muchas causas, entre ellas inmersión en líquidos, gases tóxicos, humo en los incendios, edema de pulmón, anemia, obstrucción de vías respiratorias sin que aparezca la tos, o insuficiencia cardiaca.

Simulado

Un coma fingido en una mujer histérica o un niño puede ser detectado observando simplemente la pupila y los reflejos de la córnea.

MEDICAMENTOS

Están presentes en todos los hogares y por ello la gente les ha perdido respeto. De tanto verlos, tomarlos y comprarlos, con o sin receta médica, han formado parte de nuestras vidas del mismo modo que el esparadrapo, la gasa, las compresas, los pañales, el termómetro y el agua oxigenada. Pero la diferencia entre ambos grupos es tan grande, aunque todos se empleen para mejorar las enfermedades, que deberíamos empezar a considerar que no son aliados para una buena salud sino elementos peligrosos que solamente se deben utilizar en casos concretos. Un medicamento, no hay que olvidarlo, es un mal a emplear para curar otro mal.

Todo medicamento, esté recetado o no por un médico, posee efectos secundarios y éstos pueden ser importantes o leves, manifestarse de forma inmediata o a largo plazo, de forma previsible o imprevista. Por ello nunca se deberían emplear sin una causa justificada, como tampoco es razonable presionar a un médico para que nos recete algún fármaco si el facultativo considera que no es necesario. Pero hoy día los médicos son víctimas del sistema judicial y antes de verse involucrados en una denuncia por falta de atención recetarán lo que sea preciso con tal de verse libres de problemas futuros. De todos es sabido que un paciente que salga de una consulta sin la correspondiente receta, obviamente porque no la necesitaba, protestará a quien haga falta para que le den ese remedio infalible que le mejore su mal.

La medicina, que debería tratar más la salud y menos la enfermedad, se ha convertido por presión de las gentes en un mero intercambio de medicamentos entre la farmacia y los enfermos, lo que ha desembocado en una población consumista de fármacos y menos saludable. La irracionalidad es tan grande que una población puede demandar con violencia la construcción de un hospital antes que la de una zona verde. Piensan que teniendo un hospital cerca su salud está asegurada, olvidando que en un hospital se tratan enfermedades -enfermos- y que lo ideal sería que la gente no llegara a enfermar por tener una salud óptima y ésta no se logra con medicamentos.

La llamada medicina preventiva tampoco responde a la verdad, ya que se centra en los chequeos y análisis periódicos, lo cual sirve para detectar las enfermedades que están naciendo, siendo lo ideal que ni siquiera se llegasen a desarrollar. La verdadera medicina preventiva sería aquella que evitara que las personas cayeran enfermas, mediante un programa de salud basado en una alimentación correcta, integral, algo de ejercicio físico, ausencia de contaminantes en el entorno, actividad laboral gratificante, suficientes medios económicos para tener una vivienda confortable y una estructura familiar estable y feliz. Eso sería la auténtica medicina preventiva.

El hecho de que usted pague la mejor organización médica, que tenga los mejores hospitales a su disposición o que se realice chequeos cada mes no le va a impedir que caiga enfermo si su vida es un conglomerado de errores. Lo curioso del caso es que es más económico llevar una vida saludable que errónea, del mismo modo que es más barato tener salud que curarse de una enfermedad. Si usted tiene la suerte de contar con un médico que indague los motivos de su mal antes de recetarle y que trate de corregirle los errores que le han llevado a estar enfermo, considérese afortunado y siga sus consejos.

Pero hoy las personas no quieren asumir sus dolores. Si se muere un familiar y esto le pone triste, el psicólogo con sus charlas o el médico con sus medicamentos le tendrá que quitar su tristeza, del mismo modo que cuando le duele la espalda a causa de su trabajo también acudirá al especialista exigiendo el remedio para anular su mal.

Cualquier malestar debe ser resuelto por el médico y nunca por uno mismo, postura similar a cuando acudimos al Ayuntamiento porque nuestra calle está sucia y no nos consideramos responsables también de su limpieza.

Nadie quiere responsabilizarse de sus malos hábitos de vida y buscan la píldora que les anule sus jaquecas por dormir poco o las molestias gástricas por comer picantes, del mismo modo que prefieren tomar un antirreumático que alivie la artrosis antes que hacer algo de ejercicio físico. Se trata de realizar el mínimo esfuerzo para conservarnos sanos y de delegar la salud, nuestra salud, en el médico.

Por ello los medicamentos, que deberían ser la última opción, se han convertido en la primera solución.

ALIMENTOS Y MEDICAMENTOS

Aunque los alimentos son productos orgánicos y los medicamentos inorgánicos, cuando se mezclan en nuestro interior pueden generarse interacciones entre ellos que produzcan no solamente efectos secundarios sino una clara incompatibilidad entre ellos o, cuando menos, una disminución del efecto terapéutico que esperamos lograr. Por desgracia y como veremos en los capítulos siguientes, los prospectos de los medicamentos están elaborados para los médicos y sus indicaciones apenas aclaran nada a los enfermos no versados en farmacología. Además, apenas hacen mención a la posible incompatibilidad entre las sustancias químicas o los alimentos.

En este apartado trataremos de exponer de manera sencilla cómo le puede afectar un fármaco dependiendo de su alimentación.

Para simplificar la comprensión incluiremos primeramente un resumen:

- Las sustancias liposolubles (solubles en grasas) pueden atravesar las membranas.
- Algunos antibióticos afectan a la flora intestinal y pueden impedir la absorción de

otros medicamentos tomados simultáneamente.

- Los medicamentos se absorben mejor en un medio estomacal ácido o tomando simultáneamente alimentos ácidos.
- Los medicamentos que se ligan a las proteínas plasmáticas permanecen más tiempo en el organismo. Si tomamos simultáneamente otro medicamento que libere esa ligazón, puede ser muy tóxico.
- Hay antidepresivos cuyo mecanismo de acción permanece muchos días después de su administración.
- La mayoría de los medicamentos se eliminan por vía renal.
- Hay medicamentos que retardan la eliminación de otros, aumentando su efectividad o toxicidad.
- En resumen: siempre que se pueda hay que evitar mezclar medicamentos o al menos no ingerirlos en el mismo momento.

INTERACCIONES ENTRE MEDICAMENTOS Y ALIMENTOS

Éstas son algunas de las más conocidas:

- Las grasas impiden la acción de algunos hipotensores.
- No se deben tomar ácidos juntamente con sulfamidas, porque existe el riesgo de cristalización.

- Los medicamentos contra la acidez favorecen la eliminación de algunos antibióticos, pero no se deben administrar junto con diuréticos. Su uso prolongado favorece la formación de cálculos. Tampoco deben simultanearse con anticoagulantes o barbitúricos.
- No se deben mezclar analgésicos con el alcohol porque se potencian sus efectos adversos.
- La vitamina C aumenta los efectos de la aspirina.
- No mezclar analgésicos con sedantes nerviosos o somníferos.
- Si va a someterse a una operación quirúrgica y ha tomado sedantes, avise a su cirujano.
- No mezclar anfetaminas con cerveza, quesos fermentados, higos o judías, ni con antiácidos.
- La absorción del hierro puede quedar dificultada por los antiácidos.
- No mezclar anticoagulantes con antiácidos, diuréticos, alcohol, vitamina K o anticonceptivos orales. Tampoco con legumbres o vitamina B.
- No mezclar antidiabéticos con anabolizantes, sulfamidas, anticoagulantes, anticonceptivos orales, corticoides, barbitúricos o insulina.
- Tampoco unir antihistamínicos con alcohol, analgésicos, tranquilizantes, estrógenos o

barbitúricos.

- No tomar azúcar junto con barbitúricos.
- No tomar broncodilatadores con café.
- No tomar café con demasiada azúcar.
- No mezclar cefalosporinas con calcio, magnesio y otros antibióticos.
- No vacunar a personas que toman citostáticos.
- Los medicamentos contra el colesterol no deben unirse a alimentos ácidos.
- El cloranfenicol anula la acción de las vitaminas del grupo B.
- El azúcar protege del envenenamiento por fósforo o cloroformo.
- Los corticoides nunca deben tomarse juntamente con otros antiinflamatorios, antibióticos, vacunas, antidiabéticos o insulina, antihistamínicos o sal común.
- El alcohol no se debe mezclar con medicamentos que dilaten las arterias coronarias.
- La sal, el regaliz y el jugo de tomate no se deben consumir cuando se estén utilizando diuréticos.
- Los zumos de frutas ácidos bloquean la acción del antibiótico eritromicina.
- Los azúcares pueden anular parcialmente la excitación de los estimulantes nerviosos.
- Los antiinflamatorios basados en fenilbutazona no deben ingerirse con alimentos salados, aunque es beneficioso mezclarlos con grasas.

- Los barbitúricos son menos eficaces en presencia de alimentos.
- Los medicamentos cardiotónicos no es conveniente mezclarlos con calcio ni vitamina D.
- La griseofulgina, un preparado contra los hongos. no es adecuado tomarla con alimentos grasos.
- Los suplementos de hierro se absorben mal mezclados con huevo, espinacas o antiácidos.
- Los suplementos de yodo son menos eficaces cuando se comen rábanos, col y espárragos.
- La levulosa puede anular los efectos tóxicos del alcohol.
- Los anticonceptivos orales no deben tomarse conjuntamente con antidiabéticos, antihistamínicos, barbitúricos o tranquilizantes.
- La aspirina no se debe mezclar con alcohol, otros analgésicos, con antidepresivos, antidiabéticos o anticoagulantes.
- El bismuto es incompatible con el alcohol, las bebidas ácidas y el azúcar.
- El antibiótico tetraciclina no debe unirse al calcio, hierro o sales de aluminio.

LOS ANTIBIÓTICOS

Efectos secundarios

A pesar de los avances en materia de tratamiento contra las infecciones, los médicos no consiguen ganar la batalla contra los gérmenes y cada vez aparecen resistencias bacterianas más sólidas. Los microorganismos aprenden con rapidez a sobrevivir y antibióticos que hace apenas cinco años eran sumamente eficaces, hoy día deben ser empleados a dosis cinco veces más altas y aun así nadie garantiza su eficacia.

Estamos ya en la tercera generación de antibióticos utilizados en el hombre y se ha conseguido que la mayoría se absorban bien por vía oral y prolongar su vida media, pero aun así no se consigue erradicar de una manera definitiva las enfermedades infecciosas más comunes. Por supuesto, los virus siguen siendo resistentes a cualquier antibiótico convencional.

Las causas han sido repetidas infinidad de veces, pero el problema subsiste: los antibióticos se emplean con demasiada frecuencia y en enfermedades que quizá se podrían solucionar de otra manera, aunque con más riesgo y lentitud. Las estadísticas hablan de que al menos un 60 por 100 de las veces no está justificado el empleo de un antibiótico, aunque exista un proceso infeccioso y eso no exculpa a los médicos de su responsabilidad. Si preguntamos a los especialistas nos dirán que ante un proceso infeccioso no se pueden cruzar de brazos esperando una evolución benigna, ya que si la enfermedad se complica las consecuencias pueden ser muy graves. Ante esta tesitura alegan que es mejor poner la antibioterapia adecuada que evitará males mayores, aunque ello implique generar resistencias a ese antibiótico. A fin de cuentas, siempre les queda la alternativa de cambiar de antibiótico o aumentar la dosis. Además, y eso no podemos menospreciarlo, de no poner un tratamiento adecuado contra la infección, en la creencia de que es lo mejor para el paciente, y si la enfermedad se complica e incluso se hace mortal, el médico se vería involucrado en un proceso judicial muy serio que arruinaría su carrera, acusado de negligencia.

Por otro lado tenemos al paciente o sus familiares, los cuales no quieren entender que a un enfermo no se le ponga un tratamiento con antibióticos si con ello se puede curar la enfermedad. La posibilidad de que este tratamiento condicione las posibles enfermedades infecciosas y haga ineficaz la utilización de ese antibiótico cuando realmente sea necesario, es menos decisiva que la enfermedad presente. Se está hablando de una hipótesis, de algo que quizá ocurra, pero que posiblemente no se dé nunca y ese enfermo no llegue a necesitar una antibioterapia en mucho tiempo.

Por eso es mejor actuar hoy y curar la enfermedad que vemos, no la que aún no sabemos si se dará.

Pero hay otro aspecto en la terapia con antibióticos que no suele ser tenido en cuenta, especialmente por los pacientes, y es el relativo a los efectos secundarios, los cuales son tan importantes como cualquier otro medicamento. Por eso debemos ser muy prudentes en administrar antibióticos en enfermedades que se podrían resolver de otra manera más inocua, como por ejemplo mediante la medicina natural o la homeopatía. Si los médicos dominasen ambas formas terapéuticas, la química y la natural, se evitarían todos los inconvenientes anteriormente descritos y se reservarían los antibióticos para casos y enfermedades muy concretas, evitando en lo posible utilizarlos en niños pequeños, ancianos, personas debilitadas o embarazadas.

Este capítulo pretende orientar a los no profesionales sobre la terapia antiinfecciosa disponible habitualmente, no para que se automedique, sino para que conozca muy superficialmente lo que son los antibióticos y no presione al médico para que se los recete. En la medida en que conozca su utilidad y efectos secundarios, adquirirá una buena conciencia sobre estos medicamentos y colaborará con el médico en su adecuada utilización.

Recuerde algo importante: no utilice un antibiótico por su cuenta, aunque le haya resultado útil en otra enfermedad anterior. Retire de su botiquín tas dosis sobrantes y consulte siempre a su médico sobre el tratamiento adecuado, no aceptando tratamientos telefónicos para enfermedades que usted considere benignas o epidémicas.

Antibióticos que pueden ser sustituidos por otros

(Se detalla el agente causante, el antibiótico a utilizar en primera instancia y aquellos que se pueden emplear cuando se sospechen resistencias o efectos secundarios.)

Bordella pertusis (tos ferina): 1° Eritromicina; 2° Ampicilina o Tetraciclina.

Clostridium tetan (tétanos): 1° Penicilina G; 2° Tetraciclina.

Corynebacterium diphteriae (difteria): 1° Eritromicina; 2° Penicilina G.

Escherichia coli (diarreas): 1° Colistina, Fosfomicina; 2° Neomicina, Kanamicina.

Haemophilus influenzae (meningitis): 1° Rifampicina; 2° Ampicilina, Cloranfenicol.

Klebsiella pneumoniae (bronquitis, neumonía): 1° Gentamicina; 2° Cefalosporina, Kanamicina, Tetraciclina.

Salmonella typhi (gastroenteritis): 1° Cloranfenicol; 2° Ampicilina, Amoxicilina.

Los antibióticos más comunes

(El profano quizá no logre identificar en los prospectos a qué grupo pertenece lo que está tomando, ya que las fórmulas químicas suelen estar descritas con nombres comerciales. Ante la duda, consulte a su farmacéutico.)

PENICILINA Y AMPICILINA

Tienen acción bactericida al inhibir la síntesis de la pared bacteriana, dejando al germen desprovisto de la envoltura que le protege. La penicilina se emplea preferentemente por vía venosa o intramuscular y mezclada con ácido benzoico posee acción retardada, mientras que la ampicilina es habitualmente de uso oral.

En el mercado encontrará la penicilina bajo el nombre de penicilina procaina (Aqucilina), penicilina benzatina (Benzetacil), fenoximetil-penicilina (Penilevel), penicilina V, cloxacilina, dicloxacilina, flucloxacilina, o también como ampicilina (penicilina semisintética de amplio espectro, Britapén), amoxycilina (Clamoxil), pivampicilina, hetacilina, carbenicilina, bacampicilina (Penglobe) o amidacilina.

Efectos secundarios

Son los antibióticos menos tóxicos, salvo que se emplee en dosis muy altas. Pueden producir neurotoxicidad, convulsiones y quizá insuficiencia renal, en este caso no atribuible al antibiótico sino a las sales de sodio y potasio que conllevan.

El mayor problema es que suelen producir sensibilidad, alergias, que pueden generar un shock anafiláctico en pocos minutos. Nunca se debe poner una inyección de penicilina sin antes averiguar la posibilidad de intolerancia, especialmente en personas con antecedentes de alergias a otras sustancias.

Efectos secundarios menores consisten en exantemas localizados en la cara o extremidades y sensación de vértigo.

Incompatibilidades

Con el cloranfenicol, tetraciclina, epinefrina, gentamicina, barbitúricos o proteínas.

CEFALOSPORINAS

Están emparentadas con la penicilina y poseen una acción bactericida similar a la penicilina, aunque su espectro de acción es más amplio y generan menos resistencias.

Se encuentran bajo el nombre de cefalotina

(Keflin), cefaloridina (Keflodin), cefaloglina, cefalexina (Kefloridina.) cefradina, cefapirina, cefacetril, cefazolina. cefaclor (Ceclor.)

Efectos secundarios

Al igual que las penicilinas, pueden provocar reacciones alérgicas, dado que tienen una estructura química similar, aunque cuando se declaran suelen ser de menor gravedad. La sintomatología adversa consiste en urticaria, fiebre, transaminasas elevadas, anemias y, a dosis altas, puede darse tromboflebitis y necrosis tubular.

Incompatibilidades

Sales de calcio, tetraciclinas, eritromicina, cortisonas, sales de magnesio, barbitúricos, proteínas o vitamina B.

TETRACICLINAS

Su modo de acción es como bacteriostático, actuando sobre la síntesis de las proteínas de la bacteria, impidiendo así su crecimiento. Se absorben regular por vía oral, se eliminan también con igual lentitud, por lo que se emplean a dosis menores, ya que permanecen en el organismo durante más tiempo. Tienen una gran afinidad por dientes y huesos, eliminándose preferentemente por bilis y algo menos por riñón.

La podemos encontrar como clortetraciclina

(Aureomicina), oxitetraciclina (Terramicina), tetraciclina (Bristaciclina), demetil clortetraciclina (Leomicina), doxiciclina (Vibracina), limeciclina (Tetralysal) o minociclina (Minocin).

Efectos secundarios

Alteran bastante la flora intestinal y si se administran oralmente pueden producir vómitos, diarreas o náuseas, así como sobre infecciones por hongos. También son frecuentes los casos de toxicidad hepática grave, insuficiencia renal, trastornos en la coagulación por dificultar la síntesis de la vitamina K, abombamientos de las fontanelas en niños y pigmentación de los dientes.

Incompatibilidades

Aminofilina, ampicilina, eritromicina, penicilina, vitamina B, bicarbonato o diuréticos.

CLORANFENICOL

Se dejó de usar preferentemente cuando se describieron numerosas anemias en niños pequeños, aunque hay quien afirma que la causa fue la salida al mercado del por entonces nuevo antibiótico ampicilina.
Posee acción bacteriostática y algunas bacterias importantes han desarrollado resistencias a este antibiótico, especialmente estafilococos, salmonellas y E. coli. Atraviesa la barrera

hematoencefálica y puede llegar incluso a la circulación del feto. Se administra preferentemente por vía oral y actualmente se reserva para el tratamiento de la fiebre tifoidea.

En el mercado se encuentra como Chemicetina, Clomicetyn y tianfenicol (Urfamycin).

Efectos secundarios

Puede producir náuseas, vómitos, diarreas y estomatitis, aunque lo más grave es la depresión de la médula ósea cuando se dan dosis altas o prolongadas. En el recién nacido un efecto secundario descrito es el "síndrome gris" que puede causar la muerte. También se ha mencionado neuritis óptica.

Incompatibilidades

Ampicilina, vitamina C, eritromicina, gentamicina, heparina, cortisona. Terramicina, proteínas y vitamina B.

ERITROMICINA

Se trata de un antibiótico del grupo de los macrólidos y que debe administrarse protegido por una cubierta de gelatina por ser muy sensible a los ácidos, salvo que se le presente como laurin-sulfato.

Se vende como Pantomicina, Neo-lioticina o Eritromicina. También como azitromicina

(Zitromax).

Efectos secundarios

Puede producir molestias intestinales y no parece que dañe al hígado salvo que se administre de forma prolongada.

Incompatibilidades

Cefalosporinas, heparina, cloranfenicol, barbitúricos, proteínas, estreptomicina y vitamina B.

ESTREPTOMICINA

Este aminoglucósido fue uno de los más utilizados, conjuntamente con la penicilina, aunque en la actualidad su uso parece limitado al tratamiento de la tuberculosis. Es igualmente eficaz contra la peste y la brucelosis. Solamente se puede administrar por vía inyectable.

Efectos secundarios

Es bastante doloroso en el lugar de la inyección y puede producir vértigos, dolor de cabeza y fiebre. Se ha descrito ampliamente su acción sobre el VIII par craneal o coclear, lo que puede conducir a la sordera. También son frecuentes las alergias, bloqueos neuromusculares y parálisis respiratoria.

KANAMICINA

Se puede utilizar con efectividad por vía oral en las enteritis y para prevenir las infecciones hospitalarias en el aparato digestivo. Es eficaz contra la tuberculosis.

Efectos secundarios

Tiene acción nefrotóxica y ototóxica si se emplea en dosis excesivas o cuando ya está lesionada esa zona, siendo el daño irreversible.

Incompatibilidades

Con el calcio, cefalosporinas, heparina, cortisonas, barbitúricos, bicarbonato y vitaminas B. No se debe mezclar con otros antibióticos.

RIFAMPICINA

Es un antibiótico activo en la tuberculosis, contra los estafilococos, en la gonorrea y para la prevención de la meningitis.
Se vende como rifampicina (Rifaldin) o rifamicina (Rifocina)

Efectos secundarios

La vía inyectable tiene pocos efectos secundarios, aunque no se recomienda durante el embarazo ni en caso de obstrucción de las vías biliares.

Otros preparados

ÁCIDO NALIDIXICO

Se elimina por orina y una pequeña porción por heces, favoreciendo su acción los alcalinos. Su uso está limitado a las infecciones urinarias. Se vende con el nombre de Wintomylon.

Efectos secundarios

No administrar en mujeres lactantes ni en enfermos renales, hepáticos o bronquíticos, y de manera especial en los epilépticos. Puede producir náuseas, vómitos, somnolencia y mareos, así como alteraciones de la visión.

NITROFURANTOINA

Se elimina en forma activa por orina, reservándose en las infecciones de vejiga y uréteres. Se vende con el nombre de Furantoína o Furobactina.

Efectos secundarios

Puede producir náuseas y vómitos si se toma con el estómago vacío. También dolor de cabeza, mareos, exantemas, neuritis periférica y en ocasiones anemia hemolítica.

TRIMETOPRIM-SULFAMETOXAZOL

Fue una de las mezclas de antibióticos más utilizadas hace años, especialmente en las infecciones de vías respiratorias de los niños. Es eficaz también en la fiebre tifoidea. Se vende como Abactrim o Septrim.

Efectos secundarios

Puede producir alteraciones digestivas en forma de náuseas y vómitos, así como erupciones cutáneas, daños en el hígado, alteraciones en la sangre y problemas renales.

PSICOFÁRMACOS

Son aquellos medicamentos que actúan modificando el humor, corrigiendo los trastornos de la conducta o induciendo al sueño. Tratan, en suma, de proporcionar un estado de felicidad al paciente, independientemente de los problemas o las circunstancias que lo ha generado. En esta búsqueda de la felicidad las personas recurren con frecuencia a los psicofármacos porque son capaces, en principio, de lograr por medios artificiales el estado emocional que necesitan para sentirse felices.

Aunque los trastornos de la conducta suelen denominarse de mil maneras y justificarse por las circunstancias de la vida en sociedad, lo cierto es que detrás de todas esas personas que acuden a una consulta psiquiátrica existe siempre una persona que no es feliz. Da igual que el síntoma sea una irritabilidad, agresividad, angustia, ansiedad, psicosis o depresión, lo mismo que es indiferente que se culpabilice al cónyuge, la familia, el trabajo, las enfermedades o simplemente a "los nervios", ya que para una persona que se considera feliz todos estos condicionantes no le influyen, mientras que para otros basta una pequeña alteración en sus vidas para sumirle en un estado crónico o circunstancial en su comportamiento.

No es casualidad, por tanto, que entre los medicamentos que más se receten en el mundo entero estén los que modifican el humor, los antidepresivos, ya que detrás de una persona deprimida está alguien enfermo, violento, mentiroso, apático o inquieto, según sea la causa que le produzca su desazón. Sin embargo, lo que nadie debe olvidar es que los medicamentos para los nervios son esencialmente sintomáticos, actúan sobre las manifestaciones de la enfermedad, no sobre la causa, a no ser que ésta obedezca a motivos orgánicos. Es fácil comprender que si una persona está hundida porque no tenga trabajo o porque haya muerto un familiar querido, el medicamento no le pueda solucionar su problema causante. Lo único que se pretende con estos tratamientos es ayudarle a soportar su preocupación o tristeza y evitar que a causa de ello el cuerpo pueda enfermar seriamente. Lo ideal sería que cada persona asumiera que el simple hecho de vivir supone un esfuerzo continuo, acompañado de penas y alegrías en un intercambio sin fin, sin que nada ni nadie, ni mucho menos un medicamento, nos pueda asegurar ese estado idílico de placer que todos buscamos. En la medida en que potenciemos más nuestra salud corporal, que nos hagamos fuertes de cuerpo y mente, conseguiremos vivir sin la necesidad de ningún medicamento.

En este capítulo trataremos de los psicofármacos más utilizados, sus acciones, pero sobre todo de sus efectos secundarios, con el fin primario de evitar que nadie se automedique, aunque también para evitar que se presione al médico a que los recete para solucionar problemas que son de nuestra exclusiva incumbencia.

NEUROLÉPTICOS

Se consideran tranquilizantes mayores. Entre los más empleados están:

Reserpina (Serpasol). Clorpromacina (Largactil). Flufenacina (Siqualine). Levomepromacina (Sinogan). Perfenacina (Mutabase Deprelio). Tioridazina (Meleril). Trifluperazina (Deanxit). Haloperidol (Haloperidol). Sulpiride (Dogmatil).

Efectos secundarios

Reactivación de la úlcera péptica.
Somnolencia, apatía.
Congestión nasal, diarrea, aumento de la saliva, rubor en la cara.

Hipotensión, vértigos.
Depresión con tendencia al suicidio. Pesadillas, sueño intranquilo, confusión mental.
Aumento de peso.
Falta de eyaculación, dismenorrea, congestión de mamas.

Incompatibilidad con otros medicamentos

Con los anestésicos, barbitúricos, otros neurolépticos y estimulantes nerviosos.
Bloquean la acción analgésica de la morfina y la aspirina.

TIMOANALÉPTICOS

Se emplean en el tratamiento de las depresiones, siendo unos de acción más sedante que otros, lo que potencia al mismo tiempo su capacidad tóxica.
Estos son los más empleados:

Fluoxetina (Prozac).
Imipramina (Tofranil).
Clomipramina (Anafranil).
Amitriptilina (Tryptizol, Nobitrol).
Nortriptilina (Tropargal).
Doxepin (Sinequan).

Efectos secundarios

A dosis altas producen somnolencia seguida de hiperexcitabilidad e incluso agresividad.

Sequedad de boca, retención urinaria, aumento del sudor, estreñimiento y defectos visuales.
Astenia, dolores de cabeza, náuseas, vómitos y disminución del apetito sexual.
Palpitaciones, vértigos e hipotensión. Carencia de vitaminas B. Ansiedad, pánico e intento de suicidio. Confusiones, alucinaciones, delirio. Hipotermia, rigidez muscular, agitación, depresión respiratoria.

Contraindicaciones

Epilepsias. Glaucoma en pacientes hipermétropes. Insuficiencia cardiaca, taquicardias. Personalidad psicótica. Adenoma de próstata.

INHIBIDORES DE LA MAO

Son de difícil manejo y por eso la mayoría de las veces solamente se emplean en los hospitales. Actúan sobre el sueño, el comportamiento y mejoran las jaquecas. Los más utilizados son:

Nialamida (Niacid). Fenelcina (Nardelzine)

Efectos secundarios

Crisis convulsivas, hiperexcitabilidad muscular. Hipotensión, colapso, arritmias, taquicardias e insuficiencia cardiorrespiratoria. Retención urinaria, estreñimiento, sequedad de mucosas. Agitación, insomnio, temblores, sudores, vértigos.

Dolor de cabeza, astenia, sequedad de mucosas. Impotencia, obesidad, bulimia.

Incompatibilidades

Con hipotensores y analgésicos. Con alimentos como el queso fuerte o las habas. Con medicamentos que contengan meperidina.

Contraindicaciones

Epilepsia.
Hipotensión.

TRANQUILIZANTES MENORES (Ataráxicos)

Se emplean en las neurosis, la ansiedad y la angustia. Son los más recetados en el tratamiento de los problemas sociales y del comportamiento por su gran margen de seguridad, al menos si los comparamos con otros grupos. Pueden producir cierta euforia en las personas deprimidas y comportarse como relajantes musculares. A dosis altas son hipnóticos.

Los más empleados son el metocarbamol (Robaxin), meprobamato (Dapaz, Oasil relax), hidrocina (Atarax), bromazepan (Lexatin), clorazepato dipotásico (Tranxilium), clordiaeepóxido (Librium), diazepan (Aneurol, Valium), lorazepan (Orfidal), medazepan (Nobitrol), oxacepan (Adumbran).

Efectos secundarios

A dosis más altas que las recomendadas se produce cansancio, somnolencia, náuseas, vómitos, dolor de cabeza, frigidez e hipotensión. A dosis terapéuticas se han descrito vértigos, sequedad de boca, alteraciones del periodo menstrual, visión borrosa e incontinencia urinaria. También exantemas, alergias y tartamudeos.
Producen un aumento de las transaminasas, de la bilirrubinemia y del tiempo de protrombina.

Contraindicaciones

Embarazo, lactancia, miastenia.
Medicamentos hipotensores, sedantes, analgésicos, antitusígenos.
Alcohol.

HIPNÓTICOS

Su acción es la de producir sueño sin efectos anestésicos. Unos actúan sobre la fase del sueño paradójico REM, que se caracteriza por movimientos rápidos de los ojos y contracciones musculares, con lo cual el paciente al despertarse no habrá descansado lo suficiente e incluso tendrá pesadillas, mientras que aquellos que no suprimen esa fase producirán un sueño más parecido al normal, más reparador.

A simple vista pudiera pensarse que solamente son interesantes aquellos medicamentos que no suprimen la fase REM, pero en el caso de personas con crisis cardíacas es imprescindible que actúen en esa fase.

Los barbitúricos

Actúan sobre el sueño paradójico y poseen también acción sedante, anestésica y contra las convulsiones, además de corregir la ictericia de los recién nacidos.

Los de acción corta son: pentobarbital sódico, heptobarbital y secobarbital, mientras que de acción aún más fugaz son el hexobarbital sódico, tiopental sódico (Pentotal) y el tiobarbital. Con efectos medios están el butobarbital sódico, amobarbital y el ácido dialibarbitúrico. Y de acción prolongada están el barbital sódico (Veronal) y fenobarbital (Luminal)

Efectos secundarios

Producen somnolencia, pérdida de la memoria, alteraciones de la atención y la palabra, irritabilidad y alucinaciones, además de anorexia, estreñimiento, temblores y vértigos.

La intoxicación aguda, casi siempre por motivos suicidas, genera depresión del sistema nervioso y respiratoria, hipoventilación apnea, hipotensión, vasodilatación y coma.

El síndrome de abstinencia genera ansiedad,

insomnio, sudores, alucinaciones, convulsiones y temblores.

Contraindicaciones

Insuficiencia renal y hepática.
Depresiones respiratorias.

Incompatibilidades

Con otros sedantes.
Con los corticoides y anticoagulantes.

Otros hipnóticos

Se derivan de las benzodiazepinas y producen un sueño más fisiológico, sin efecto de rebote, pero también generan hábito y síndrome de abstinencia. Pueden ser manejados con más margen de tolerancia por el público y por eso se recetan para los trastornos del sueño.
Los más empleados son el flunitrazepan (Rohipnol), flurazepan (Dormodor) y nitrazepan (Mogadon.)
Otros inductores al sueño no barbitúricos son el hidrato de coral (Calmosil) y el metacualona (Torinal.)

Precauciones

No conducir vehículos cuando se empleen estos medicamentos, ya que sus efectos pueden durar

incluso durante el día.
No consumir alcohol.
No mezclarlo con otros depresores o analgésicos.

INTOXICACIONES

El comportamiento ante una intoxicación es siempre problemático para un profano y requiere mucha prudencia, serenidad y unos conocimientos mínimos de lo que se puede hacer antes de que llegue el médico. Si bien una actitud pasiva ante la desgracia supone en la mayoría de los casos unas consecuencias graves para el accidentado, el caso opuesto, las manipulaciones o tratamientos incorrectos, también es causa habitual de mortandad o al menos de secuelas crónicas. No es fácil, por tanto, aconsejar sobre la postura correcta en las intoxicaciones, ya que, cada circunstancia requiere una actuación distinta. Lo que toda persona que atiende a un intoxicado debe tener en cuenta es que hay que llevarle a un centro de urgencia cuanto antes, no perdiendo el tiempo en avisar a un médico, que posiblemente no disponga en ese momento de los remedios adecuados.

Medidas de emergencia generales

1. Suprimir la aportación del tóxico (humos, gases, líquidos, etc.)
2. Quitarle la ropa y lavar al enfermo en el caso en que la intoxicación sea ambiental.
3. Mantenerle caliente.
4. Si sabemos el tóxico ingerido, guardar el envase para llevarlo al centro hospitalario. También resulta conveniente leerse el prospecto, ya que en algunos indican los

antídotos que podemos emplear.

5. En el supuesto de no saber con certeza lo que ha ingerido hay que mirar en los alrededores para buscar la sustancia causante.

6. Se puede intentar la reanimación cardiaca si la gravedad así lo exige.

7. Si el enfermo ha vomitado algo resulta de especial interés recoger una muestra en un envase de cristal para que lo analicen.

8. No administrar ningún estimulante.

Vaciamiento gástrico

Se puede lograr provocando el vómito o mediante un lavado de estómago.

Para provocar el *vómito* se administran 250 ml de agua templada y se toca la faringe con suavidad utilizando el mango de una cuchara. No requiere, por tanto, una gran destreza (en los niños hay que ponerles con la cabeza hacia abajo), suele carecer de efectos secundarios, ya que la cantidad de líquido expulsado será muy pequeña y los efectos son inmediatos. No obstante y además de que como veremos no siempre es conveniente provocar el vómito, con este sistema eliminaremos solamente una pequeña cantidad de tóxico. En los hospitales suelen disponer de unos jarabes adecuados para provocar vómitos más intensos pero que no están disponibles para el público. En sustitución de ellos se puede emplear agua jabonosa.

El vaciado de estómago se emplea preferentemente

en las intoxicaciones por medicamentos, especialmente sedantes o antihistamínicos. En estos casos es conveniente mantener al paciente despierto, activo.

El lavado de estómago se realiza exclusivamente en los hospitales y para ello se introduce una sonda en el estómago y, al mismo tiempo que se introduce agua con suero fisiológico, se extrae la restante hasta que salga ya totalmente limpia.

Si el enfermo está inconsciente o en coma se le intubará para evitar que pase el líquido a los bronquios.

No administrar en caso de:

Ingestión de cáusticos, corrosivos o lejía, ya que su paso por el esófago podría agravar las lesiones.

Tampoco cuando se haya ingerido petróleo, gasolina o aguarrás, ya que existe el riesgo de neumonía si penetra algo de estos venenos en los pulmones.

Está igualmente desaconsejado en enfermos inconscientes, con convulsiones o que padecen contracturas intensas.

Otras medidas

Si hemos conseguido el vaciado parcial del estómago mediante el vómito, puede ser útil la administración de carbón vegetal o *arcilla.* Una mezcla universal consiste en mezclar dos partes de carbón, una de magnesia y de tanino, aunque si no tenemos una farmacia próxima esta mezcla no la podremos lograr.

El *carbón activado* es eficaz en caso de intoxicación por:

Alcohol.
Anfetaminas.
Barbitúricos.
Alcanfor.
Analgésicos.
Cocaína.
Relajantes musculares.
Morfina, opio.
Nicotina.
Aspirina.
Estricnina.
Plata, mercurio, estaño, plomo.
Arsénico.
Yodo.
Fósforo.
Permanganato potásico.

Nota.
Si no disponemos de carbón activado, podemos sustituirlo por arcilla, verde o roja.

Sustancias que en principio no resultan especialmente tóxicas al ser ingeridas

Esta relación se refiere a productos que por sí mismos no causan graves estados de intoxicación, a no ser que vayan mezclados con otras sustancias o fenoles.

Aceite de ricino
Ácido linoleico
Arcilla de moldear
Caolín
Carboximetilcelulosa (viene en bolsitas blancas dentro de los envases de películas o medicamentos)
Edulcorantes en general
Glicerina
Gomas
Grafito de los lápices
Hormonas (anticonceptivos, etc)
Pintura de los juguetes
Lanolina
Lápiz de labios
Masilla
Parafina
Pimienta negra
Antiácidos
Polvos de talco
Tinta de bolígrafo (la contenida en uno sólo)
Tizas
Vaselina
Cera de velas
Todas las vitaminas, salvo que contengan hierro.

Otras formas de eliminación del tóxico

Purgantes

Son un complemento al vaciado gástrico y se emplean en aquellos compuestos de absorción intestinal lenta. El más utilizado es el sulfato sódico mezclando 30 gramos con 250 cc. de agua.

Eliminación respiratoria

Se pueden eliminar aquellas sustancias cuyo punto de ebullición sea inferior a 37°, como por ejemplo el cloroformo o el alcohol metílico. Es importante mantener despierto al enfermo para forzar la respiración y proporcionarle ventilación asistida en cuanto podamos.

Eliminación renal

Se puede acelerar aumentando la diuresis o bloqueando su absorción, pero ambas soluciones no son posibles fuera de un recinto hospitalario. Allí le administrarán por vía venosa grandes cantidades de líquidos, quizá mezclados con diuréticos osmóticos a partir de urea o manitol, logrando una eliminación de hasta ocho litros cada veinticuatro horas. En caso de intoxicación por barbitúricos o aspirinas, se alcaliniza la sangre para ionizarla empleando bicarbonato sódico. Se requiere un riñón sano.

Transfusiones sanguíneas

Solamente es eficaz para casos de intoxicación por fósforo o de otras sustancias que no se pueden eliminar mediante diálisis. Son eficaces en los niños y permiten dar tiempo a que se recupere el hígado.

Diálisis

Se emplea para eliminar alcohol metílico y etllico, amoníaco, barbitúricos, bromuros, salicitatos, etc.

ANTÍDOTOS

Ya hemos dicho que los antídotos mejores son el carbón vegetal y la arcilla (verde o roja), ya que fijan los tóxicos mediante absorción, pero, además, existe una gran cantidad de sustancias que actúan de manera muy diversa y 4ue conviene conocer.

Antídotos que dan lugar a la forma ión de compuestos insolubles

El más casero es el agua de albúmina que se prepara batiendo seis claras de huevo con agua destilada (un litro en total), a la que podemos añadir alguna planta medicinal que proporcione buen sabor. Se emplea como antídoto de los metales pesados, así como para atenuar los efectos tóxicos de los cáusticos.

La leche no es recomendable, ya que las grasas que

134

contiene facilitan la absorción de los tóxicos solubles, como ocurre con el fósforo y el DDT.

El tanino tiene un efecto muy corto en la precipitación de los metales pesados y en la neutralización de alcaloides, por lo que de administrarlo hay que proceder inmediatamente al vaciado gástrico.

La tintura de yodo diluida en tres partes de agua y mezclada en un vaso de agua (tres cucharaditas de café) es adecuada para las intoxicaciones por alcaloides, pero su efecto es muy pasajero.

La limonada sulfúrica o el sulfato de sodio se emplean en las intoxicaciones por plomo o bario.

El permanganato potásico, que actúa por oxidación, diluido al 1/5.000 es eficaz contra la morfina y el fósforo.

Antídotos que forman complejos solubles que se eliminan

Con propiedades antiácidas: la leche, agua de jabón, leche de magnesia.

Con propiedades antialcalinas: la limonada sulfúrica, el zumo de limón y el vinagre diluido.

Sustancias quelantes

Se unen al tóxico formando un compuesto nuevo que se elimina con facilidad.

En las intoxicaciones por mercurio se emplea el benzoato de metilo en inyección intramuscular.

En las intoxicaciones por plomo se utiliza el

versenato cálcico en dosis orales diarias de tres gramos.

En las intoxicaciones por cobre, hierro y mercurio se emplea la penicilamina, pero a dosis altas es nefrotóxica.

Para eliminar el hierro se utiliza la deferoxamina B.

El exceso de digital se elimina con EDTA sódico, que produce una hipocalcemia y una hiperkalemia.

Otros antídotos

El calcio neutraliza los trastornos del exceso de flúor.

La vitamina K anula los excesos de dicumarol y otros anticoagulantes.

El sulfato de protamina anula los excesos de heparina.

La vitamina B6 anula los efectos secundarios de la isoniacida.

La glucosa neutraliza los efectos secundarios de la insulina.

INTOXICACIONES POR MEDICAMENTOS

Aunque ya hemos mencionado los efectos secundarios de algunos grupos de medicamentos, ahora se analizarán las intoxicaciones agudas, sean voluntarias o involuntarias. En estos casos la sensibilidad particular es muy diferente y, mientras que hay personas que tienen trastornos con dosis mínimas, otras pueden aguantar años recibiendo un tóxico sin acusar signos externos. Como ya es bien sabido, no existe dosis mínima de un veneno, sino sensibilidad a él, y lo que a una persona no le afecta a otra puede matarle en pocos minutos. Lo que suele ocurrir también es que se confunde alergia a un medicamento con toxicidad y se trata con antihistamínicos un problema que requiere un antitóxico o una elirninación rápida. Los niños, los enfermos, las personas debilitadas y los ancianos son especialmente sensibles a la toxicidad de los medicamentos.

INTOXICACIÓN POR ANALGÉSICOS

Los más enérgicos, con acción central, son la codeína, la heroína, la meperidina, la morfina, el opio y la fenazocina. La codeína, un antitusígeno y analgésico muy utilizado, tiene una dosis tóxica de 2 mgr/kg en los niños y 200 mgr/kg en el adulto.
La intoxicación por estos medicamentos comienza a los treinta minutos de su ingestión con excitación,

náuseas, vómitos, respiración lenta, cianosis, temblores musculares y quizá convulsiones. A las siete horas se puede producir una parálisis respiratoria y si el enfermo se recupera persistirán cefaleas, estreñimiento, vómitos y como complicaciones son frecuentes la neumonía y el edema pulmonar.

Las intoxicaciones crónicas se dan en los morfinómanos, los cuales tienen picores, urticaria, pérdida del apetito, delgadez, andar lento y vacilante, palabras incoherentes, cansancio crónico e insomnio.

Tratamiento

Siempre de competencia médica, el tratamiento suele consistir en un lavado gástrico si la ingestión ha sido antes de las dos horas con una solución al 0,05 por 100 de permanganato potásico. En caso de que el paciente esté consciente se puede intentar el vómito. Se mantendrá al enfermo caliente, con mascarilla de oxígeno si es necesario, y favoreciendo la diuresis.

En las intoxicaciones crónicas hay que vigilar la función cardiaca.

INTOXICACIÓN POR ANTIPIRÉTICOS Y ANALGÉSICOS MENORES

Las más habituales son las producidas por aspirina, las cuales acumulan ácidos orgánicos por estimulación del sistema nervioso central.

Los síntomas incluyen sudoración, deshidratación, sed intensa, fiebre y fatiga extrema. En los niños hay hiperventilación, acidosis metabólica, dificultad respiratoria y colapso circulatorio.

En las intoxicaciones crónicas producidas por personas que los consumen habitualmente, nos encontramos con úlceras gástricas, pérdida de peso, anemia, hemorragias y alteraciones mentales.

La dosis tóxica en niños es de 0,15 gr/kg y la del adulto de 15 gr/kg.

Tratamiento

Si la intoxicación ha sido hace pocos minutos, se intentará retardar la absorción con carbón activado o leche, provocando inmediatamente el vómito Para aumentar la eliminación por el riñón se darán zumos o leche hasta unos 100 cc/kg en las primeras veinticuatro horas. También es adecuado el bicarbonato sódico, que mejorará la acidosis y favorecerá la eliminación renal.

Si se presenta púrpura se dará vitamina K.

INTOXICACIÓN POR ANFETAMINAS

Aunque apenas si se emplean ya en la práctica médica, salvo como reductores del apetito, las anfetaminas constituyen una más de las drogas de consumo diario para aquellas personas que gustan o necesitan la evasión a sus problemas. Mezcladas con alcohol o con otras drogas, son ya parte habitual en el mundo de la drogadicción y conducen a un estado de psicosis la mayoría de las veces irreversible.

La intoxicación crónica produce taquicardia, hipertensión arterial, temblores, agresividad, desorientación y con el paso de los días alucinaciones. También hay sudoración, arritmias, cianosis y en los casos graves insuficiencia respiratoria y hemorragia cerebral.

Tratamiento

En los casos de ingestión suicida se emplea la leche o el carbón activado, para administrar posteriormente un lavado gástrico. En el hospital se mantendrá la diuresis, se corregirá la insuficiencia respiratoria y se combatirán las convulsiones con barbitúricos.

INTOXICACIÓN POR BARBITÚRICOS

Dado que suele hacerse por deseos suicidas, la mayoría de las veces no se llega a tiempo y el paciente sucumbe antes de poderle auxiliar. Si encontramos a la persona inconsciente y tenemos el frasco de medicamento causante con nosotros, hay que recogerlo para llevarlo al centro de urgencia, ya que según sea la clase de medicamento así serán las posibilidades de curación.

Existen barbitúricos de acción lenta como el Veronal, Luminal o Gardenal, mientras que otros son muy rápidos, como es el caso del butalbital, pentotal sódico y amobarbital. Para evaluar la posibilidad de curación hay que tener en cuenta la dosis letal de cada uno. En el adulto el Luminal es mortal con dos gramos y el Pentotal sódico con un gramo.

Los síntomas nos indicarán también la dosis ingerida y la gravedad de la intoxicación.

El mal está centrado en la depresión respiratoria y con el paso de los minutos en el fallo cardíaco. Si la tensión arterial no ha descendido de 80 mm Hg y se conserva el reflejo de la tos, es muy probable que se conjiga reanimarle si le llevamos urgentemente a un centro sanitario.

Precauciones

No hay que darle líquidos.

No realizar un lavado de estómago o provocar el vómito si la persona está inconsciente.

No mantenerle sentado. Hay que ponerle ligeramente boca abajo, al menos 20° de inclinación.

Si no llegamos a tiempo al hospital podemos hacerle respiración boca a boca si tiene las vías aéreas despejadas. Si disponemos de un respirador es lo mejor.

Hay que mantener su temperatura corporal abrigándole.

INTOXICACIÓN POR ANTIHISTAMÍNICOS

Se emplean abundantemente para tratar problemas alérgicos o congestión nasal, por lo que no son infrecuentes las intoxicaciones, ya que es habitual que se compren sin receta médica o utilizando una receta anterior. Aunque los antihistamínicos de la nueva generación producen menos efectos secundarios, su acción sobre el sistema nervioso siempre está presente con sopor y disminución de los reflejos. Algunos antihistamínicos más populares son la Dramamina empleada para el mareo de los viajes, el Benadryl, el fenergán o el Periactín, este último empleado para aumentar el apetito.

Los síntomas de una intoxicación o sobredosis consisten en sequedad de boca, confusión, sueño, pérdida de los reflejos y visión borrosa. Puede darse también un cuadro de hiperexcitabilidad y en niños son habituales la anorexia, náuseas, vómitos y diarrea. Si la ingestión de medicamento ha sido muy grande se produce una depresión del sistema nervioso central con colapso.

Tratamiento

Solamente podemos actuar antes de que aparezcan los síntomas y en ningún caso cuando se declaren convulsiones. El ingreso en el hospital es imprescindible y allí le administrarán oxígeno como primera medida.

INTOXICACIÓN POR TRANQUILIZANTES MENORES

Son de consumo cotidiano y las personas les han

perdido el miedo. El Valium ha sido el recurso empleado por cualquier persona que se encontrase nerviosa o angustiada y hoy día son pocos los hogares que no disponen algún envase de este medicamento.

La dosis tóxica en adultos es de 500 mg y en niños de 5 mg/kg, por lo que de saber el número de comprimidos ingeridos podremos evaluar las posibilidades reales de curación. Si el medicamento se ha mezclado con otras drogas, los efectos secundarios son totalmente imprevisibles, lo mismo que si se mezcla con alcohol. En estos casos es necesario recoger toda clase de información sobre los productos ingeridos para llevarlos al hospital.

Los síntomas que nos alertarán de la intoxicación son la somnolencia, fatiga, trastornos de la visión (borrosa o doble), náuseas, dolor de cabeza, hipotensión, dificultad en el habla, temblores, incontinencia de orina y flojedad en las piernas.

Pueden existir alucinaciones.

Tratamiento

Si la intoxicación ha sido reciente y el paciente está aún consciente, se puede intentar el lavado gástrico. En caso contrario es necesario respiración artificial y asistencia general.

INTOXICACIONES DOMÉSTICAS

Son las más habituales y constituyen al menos un 25 por 100 de los casos asistidos en las urgencias hospitalarias y las que más muertes infantiles provocan. Bien sea por descuido, travesuras o ignorancia, es frecuente que un niño ingiera o toque alguno de los muchos productos de limpieza que existen en el hogar, la mayoría con unos envases tan atractivos que es difícil reprimir la curiosidad. Afortunadamente la legislación es cada día más severa y, junto a las señales exteriores de peligro (no detectables por los niños que no saben leer), se incorporan ya envases irrompibles y tapones herméticos que solamente pueden ser abiertos por un adulto. Ello no excluye que puedan manipularse ni que los mismos adultos se comporten de manera negligente.

Éste es el comportamiento esencial ante un caso claro de intoxicación en el hogar:

1. Averigüe con todo detalle el tóxico ingerido, la cantidad y el tiempo que hace desde que lo ingirió.
2. No pierda el tiempo en llamar a un médico o a una ambulancia. Acuda rápidamente a un centro hospitalario adecuado.
3. Realice durante el trayecto o antes, si dispone todavía de tiempo, las primeras

medidas para impedir que el tóxico haga un daño irreversible. Tenga en cuenta que en estos casos los minutos son decisivos; no los malgaste dando gritos.

4. Si puede llame por teléfono al Servicio Nacional de Información Toxicológica: (91) 562 04 20.

Éstos son los productos que habitualmente están en los hogares:

PRODUCTOS DE LIMPIEZA

SOSA CÁUSTICA *(Hidróxido sódico)*

Naturaleza: Álcali, corrosivo.
Toxicidad: En el adulto cinco gramos, aunque depende de la concentración. Los productos diluidos son menos tóxicos.
Se presenta en forma de escamas o disuelta como lejía de sosa, aunque en la actualidad cada vez se emplea menos en los hogares en forma pura. Se utiliza mucho en la fabricación de jabones enérgicos o industriales.

Síntomas

Puede dar lugar a quemaduras por el simple contacto de las manos y aunque se actúe con rapidez quedarán cicatrices.
La ingestión producirá un efecto cáustico en la boca, faringe, esófago y mucosa estomacal.

El afectado tendrá sensación de quemazón, dolor en la boca, en el recorrido del esternón y en la boca del estómago. La boca y labios estarán blanquecinos y con abundante saliva. También puede haber vómitos y diarreas oscuras incluso con sangre.

Posteriormente bajará la tensión, habrá taquicardia, disnea y puede declararse un colapso que afortunadamente le evitará los dolores. En el ingreso hospitalario las complicaciones más frecuentes son perforación gástrica y estenosis del píloro.

Si la quemadura es externa, en los ojos, se declarará una quemadura con inflamación, conjuntivitis fuerte y pérdida de la visión.

Tratamiento en el hogar

Administrar agua con un 10 por 100 de vinagre, pudiéndose sustituir por zumo de limón más concentrado. Para prevenir la corrosión posteriormente se dará leche, que actúa como emoliente.

Si hay que tratar los ojos bastará con lavarlos con agua del grifo durante al menos cinco minutos y posteriormente aplicar una pomada antibiótica.

La piel se trata de manera similar a los ojos y se lavará la piel con agua hasta que desaparezca totalmente el producto.

Tratamiento médico

Durante la primera hora se puede intentar un lavado de estómago o aspiración con sonda gástrica muy delgada.

Para calmar el dolor, analgésicos inyectables o anestésicos locales para la boca.

Si hay edema de glotis es urgente la traqueotom1a.

Para prevenir el shock se administrará dexametasona cada seis horas.

POTASA CÁUSTICA *(Hidróxido potásico)*

Naturaleza: Álcali corrosivo.
Toxicidad: Muy alta.

Se emplea industrialmente para obtener ácido oxálico, fabricar jabones y para realizar análisis químicos.

Síntomas, toxicidad y tratamiento

Igual que en la sosa cáustica.

LEJÍA

Naturaleza: Álcali.
Toxicidad: Las concentraciones inferiores al 6 por 100 tienen una toxicidad media.

Se trata de líquidos alcalinos corrosivos de presencia habitual en todos los hogares. Por su aspecto y color pueden confundirse con zumos de limón. La materia química es el hipoclorito disuelto en agua, y el mayor peligro es que las lejías actuales están muy concentradas y, de añadirse al agua de la colada (cuando se deja en remojo toda la noche) y no efectuarse un abundante aclarado posterior, parte del producto se quedará en la ropa y afectará a la persona que lo manipule. Posteriormente, si esta persona no tiene la precaución de lavarse las manos con agua y llegase a tocar con ellas a un niño pequeño, en la boca, ojos o nariz, le causará una pequeña irritación que puede dar lugar a quemaduras leves.

Síntomas

Dolor ligero e inflamación de la mucosa bucal y gástrica. Quizá tos, disnea y vómitos. Si el contacto ha sido externo, vesículas cutáneas o cuando menos sensación de piel quemada.

Tratamiento en el hogar

Igual que la sosa cáustica, aunque al estar el producto menos concentrado (al 6 por 100), solamente requieren administrar leche.
Si el contacto ha sido en la piel, bastará con lavarle con abundante agua durante cinco minutos.

Tratamiento médico

Prevenir el shock.

AMONIACO *(Hidróxido amónico)*

Naturaleza: Álcali fuerte.

Toxicidad: Mortal ingerido a una concentración del 25 por 100. Bastan 30 cc. Inhalado, su toxicidad es alta.

Se trata de un gas muy soluble en agua, empleándose en el hogar de esta manera, el cual tiene un olor fuerte muy característico. Se emplea preferentemente como quitamanchas, detergente y como estimulante para borracheras. También existen preparados para eliminar el dolor producido por la picadura de mosquitos.

Los accidentes domésticos con el amoniaco son frecuentes por inhalación al manipularlos en habitaciones cerradas.

Si hay niños, el daño es muy rápido y en ocasiones no se relaciona con el producto.

Síntomas

Por ingestión hay dolor en la boca, zona del esternón y boca del estómago. Posteriormente puede producirse shock y perforación gástrica. Si no se actúa con rapidez en menos de veinticuatro horas se declarará un edema pulmonar.

Si el contacto ha sido por inhalación, el enfermo manifestará primeramente mareo, vértigo y posteriormente vómitos y tos. Si no le saca al aire libre cuanto antes se dará congestión ocular, enrojecimiento de la garganta y de los pulmones. Las consecuencias de ello a largo plazo consistirán en cataratas, glaucoma o atrofia de la retina.

En concentraciones altas o permanencia prolongada (niños durmiendo), se declara rápidamente un edema pulmonar con shock e hipoxia.

Tratamiento en el hogar

Cuando el accidente es por inhalación (es el más frecuente), sacarle al aire libre y lavarle con agua los ojos y la boca. Llevarle con posterioridad a un centro de urgencia para evitar las lesiones oculares. Si el tóxico ha sido ingerido actuar como en el caso de la sosa cáustica.

Tratamiento médico

Administración de oxígeno y prevención del edema de pulmón.

ÁCIDOS FUERTES

ÁCIDO SULFÚRICO, ÁCIDO NÍTRICO, ÁCIDO CLORHÍDRICO

Naturaleza: Ácido fuerte.

Toxicidad: Mortal con apenas un gramo de producto.

Son tremendamente destructores de los tejidos, incluso en inhalación. Aunque no suelen estar presentes en los hogares, se emplean frecuentemente en las industrias y laboratorios químicos, por lo que las intoxicaciones son más normales en el trabajo. No obstante, es frecuente que se vendan a nivel doméstico para limpiar metales, incluso los hemos visto anunciados en televisión, lo que obliga a incluirlos en este capítulo.

Síntomas

Su efecto es inmediato y en caso de ingestión el dolor es agudísimo al nivel de labios, boca, esófago y estómago, produciéndose rápidamente vómitos y diarrea con presencia de sangre, lo que indica ya el efecto destructor. Una señal de alarma es la aparición en los labios de escaras de color marrón.

En pocos minutos el cuadro se complica y se produce la perforación del aparato digestivo con peritonitis, e incluso estrechamiento del píloro y del esófago.

A nivel general suele declararse asfixia producida por el edema de la glotis, deshidratación, shock, coma y muerte.

Tratamiento en el hogar

Se puede intentar neutralizar el ácido administrando leche o agua jabonosa (siete gramos de jabón en un litro de agua.) Si no se dispone de ello o los nervios nos impiden pensar con claridad, quizá ayude algo lavar con agua del grifo, aunque ello puede implicar cierto riesgo al difundirse el ácido. En las zonas externas es una buena solución. Si la ingestión ha sido mínima, posteriormente se darán huevos batidos como protectores.

Tratamiento médico

Lo más importante es calmar el dolor con morfina y evitar el shock mediante transfusiones y sueros. No se administrará ningún medicamento por boca ante el riesgo de perforaci6n gástrica y los antibióticos y los corticoides se aplicarán por vía venosa. También suele ser necesaria la administraci6n de oxígeno.

CERILLAS

Existen dos tipos: A partir de clorato de potasa y con fósforo.

Toxicidad: muy baja. Se necesitan dos gramos para que sea mortal, cantidad que habría que ingerir mediante doscientas cerillas.

Cerillas de seguridad, con frotador

Son aquellas que suelen estar compuestas de un trozo de madera y un frotador poco poroso. Su composición es de un 50 por 100 de clorato de potasa, 40 por 100 de sílice y el resto de aglutinante o colorante. El peso es de unos quince miligramos.

Síntomas

Suele producir náuseas y vómitos.

Tratamiento en el hogar

Puede intentarse el lavado gástrico o provocar el vómito, asi como dar un purgante de efecto rápido. Puede ser útil el carbón activado.

Tratamiento médico

Se empleará como antídoto el azul de metileno para prevenir alteraciones sanguíneas graves.

Cerillas tradicionales

Se trata de unas cerillas menores, con el palo encerado y que están compuestas de sesquisulfuro de fósforo y algo de clorato de potasa. Tampoco tienen toxicidad, salvo que contengan algo de fósforo blanco, lo que está prohibido.

Tratamiento

El mismo que para las otras cerillas.

PEGAMENTOS

Al existir una gran variedad es difícil establecer una clara distinción entre ellos. Los más peligrosos son los de efecto potente y rápido, como los que contienen sustancias acrílicas, no tanto por su toxicidad sino por su efecto adherente.

Pegamentos instantáneos:
Utilizar acetona si es una zona superficial la afectada o agua jabonosa si se trata de los labios o los ojos. Si no resulta, no intentar despegarlo y acudir a un centro sanitario.

Pegamentos de resinas:
Son los que llevan dos componentes y en caso de contacto con la piel se debe emplear agua jabonosa durante unos minutos, y si es en la boca o los ojos agua del grifo. En caso de ingestión acudir a un médico.

Pegamentos de silicona:
Suelen ser tóxicos por inhalación, por lo que hay que procurar aplicarlos en lugares bien ventilados y no dormir en ellos al menos en veinticuatro horas. El tratamiento inmediato es respirar aire puro y en caso de no ser suficiente administrar oxígeno.

Pegamentos de goma arábiga:
Se emplean en los colegios por su amplio margen de seguridad. Se necesitan al menos cinco gramos de producto por kilo de peso para que sean tóxicos.

Pegamentos de neopreno:
En sí no son peligrosos, pero todo depende de la cantidad de disolventes que contengan. Los más utilizados son el benzeno, tolueno, hexano, alcohol y acetonas. Suelen ser tóxicos por inhalación, aunque se necesitan cantidades grandes en recintos cerrados. Sus efectos son similares a una borrachera o intoxicación por drogas, degenerando

incluso en delirio. Hace algunos años estaba de moda entre los jóvenes poner una cantidad de pegamento en una bolsa de plástico y aspirar sus vapores, produciéndoles serios daños.

Precauciones

Los niños solamente deberían emplear pegamentos recomendados para escolares, especialmente en forma de barras.
Nunca emplear pegamentos de ningún tipo en lugares cenados.

AGUARRÁS *(Esencia de trementina)*

Toxicidad: Muy alta; en niños la dosis letal es de quince gramos.
Se emplea como disolvente de pinturas y para la elaboración de barnices. Las intoxicaciones pueden venir vía digestiva por ingestión accidental, ya que su color puede confundirse con agua (la mayoría de las botellas que se encuentran en el mercado tienen similitud con los botellines de agua mineral), o por inhalación al pintar el hogar. También pueden darse intoxicaciones parciales al emplearlo para disolver pinturas de manualidades, ya que se trabaja en distancias muy reducidas, con la nariz muy cerca del disolvente y durante bastante tiempo. Es esencial, por tanto, emplear en niños solamente pinturas acrílicas que emplean el agua como disolvente y en adultos trabajar en cuartos bien ventilados.

Síntomas

Por inhalación se notan mareos, taquicardias, respiración rápida y superficial, e irritación bronquial. Posteriormente inconsciencia y convulsiones. Si apartamos rápidamente de los gases al afectado, es frecuente que incluso así se declare falta de orina, edema pulmonar y neumonía, por lo que se hace imprescindible llevarle en cualquier caso a un centro hospitalario.

En la ingestión accidental hay quemazón en la boca, sensación de que está cerrada para tragar y ardores en el esternón y la boca del estómago. Después, náuseas y quizá vómitos, diarreas y respiración superficial. Con el tiempo quizá se declare dificultad respiratoria, coma y parálisis del centro respiratorio.

Tratamiento en el hogar

Se puede realizar un lavado de estómago con carbón activado mezclado con agua, procurando que no pase a los pulmones. Posteriormente, cuando la gravedad remita, dar leche. Si la intoxicación ha sido por el gas se puede intentar respiración boca a boca durante el trayecto al hospital.

Tratamiento médico

Lavado de estómago con aceite de parafina y

sulfato sódico. Respiración asistida y administrar cuatro litros diarios de líquido si el riñón funciona bien y no hay riesgo de edema pulmonar. Posteriormente se vigilará durante varios meses la función renal.

LIMPIA METALES

Naturaleza: Ácidos fuertes. También álcalis.
Toxicidad: Media. La dosis letal en adultos es de cinco gramos por kilo de peso.

Hay muchos tipos de limpia metales y por ello es difícil dar unas normas que cubran todas las posibilidades. Afortunadamente, la mayoría de ellos se vomitan enseguida y la gravedad disminuye.

Los más empleados contienen ácido citrámico, tartárico, cítrico, clorhídrico, sulfúrico, crómico o fosfórico, aunque estos cuatro últimos son de uso industrial y suponemos que en las fábricas se guardan todas las precauciones necesarias para que no existan accidentes con ellos. En los de uso doméstico suelen ir mezclados con cloruro sódico, algún detergente sintético y, por supuesto, un abrasivo a partir de sílice. La mayoría de los pulimentos para madera o metal (abrillantadores) suelen contener estos compuestos.

La toxicidad es más alta en los que limpian cromados, ya que pueden llevar oxalato amónico, ácido oxálico o naftas, lo que reduce la dosis tóxica a 50 mg por kilo de peso.

Tratamiento en el hogar

Es casi imposible dar unas pautas para todos los limpia metales y pulimentos que existen, salvo la de lavar abundantemente con agua las zonas extemas, incluido ojos y boca.

Tratamiento médico

El ácido oxálico se neutraliza con leche, gluconato cálcico al 10 por 100 y suero salino, mientras que la nafta se neutraliza con respiración asistida.

PINTURAS

Naturaleza: Habitualmente metales pesados.
Toxicidad: Muy alta, salvo en las que se emplean en juguetes homologados, que es baja.

La mayoría de las pinturas emplean disolventes que expanden gases tóxicos en mayor o menor proporción, salvo las acrílicas que al utilizar el agua son inocuas en ese aspecto, pero no en sus colorantes.
Desde hace anos todo juguete o utensilio que pueda manejar o coger un niño debe estar elaborado con pinturas inofensivas, incluso si se chupan o tragan. Por ello es imprescindible dar al niño solamente juguetes de marcas reconocidas, evitando aquellos que provienen de países asiáticos que no hayan pasado los controles necesarios.

El color blanco se suele elaborar a partir de carbonato o sulfato de plomo, el amarillo con cromato de plomo, el minio a partir de óxido de plomo y el verde con acetoarseniato de cobre. También se emplean el dióxido de titanio, el óxido de cinc y el molibdeno.

Las pinturas para maquetas o manualidades que se venden en la actualidad están todas exentas de disolventes o colorantes tóxicos. En general y dado que el mercado es muy amplio, hay que elegir pinturas acrílicas al agua y evitar emplear en los hogares las que lleven disolventes que al evaporarse puedan dar lugar a toxicidad.

Siempre que se pinte una habitación hay que hacerlo con las ventanas abiertas. El barniz, tanto de suelo como de muebles, obliga a no dormir en esa habitación al menos durante veinticuatro horas y siempre manteniendo la puerta abierta durante cuarenta y ocho horas más.

Las intoxicaciones por plomo suelen ser bastante frecuentes y no siempre agudas, ya que las formas crónicas son habituales y se detectan con dificultad. Estas intoxicaciones se dan por ingerir perdigones, chupar soldaditos de plomo, mantener alimentos en envases de cerámica pintados al plomo, quemar madera pintada dentro del hogar, recargar baterías de coche en lugares cerrados, tocar utensilios de plomo y no lavarse las manos inmediatamente, quemar gasolina o beber vino casero con restos de plomo.

Síntomas

Cambio de personalidad, dolor de cabeza, gusto metálico, vómitos, dolor abdominal, y en niños convulsiones, marcha dificultosa, irritabilidad y finalmente encefalopatía.

Tratamiento médico

Las intoxicaciones por plomo se tratan con dimercaprol (BAL) y EDTA cálcico y d-Penilcilamina, aunque este último esté contraindicado en caso de insuficiencia renal.

TINTAS

Naturaleza: Anilinas.
Toxicidad: La dosis letal es de 200 mg por kilo de peso en el niño y de 10 gramos en el adulto.

Las anilinas se emplean habitualmente en la coloración de la ropa, la piel, en la imprenta y en los tintes caseros. La podemos encontrar bajo la denominación de aceite de anilina, cloranilina, fenacetina (acetofenetidina) y anilina indeleble.

Síntomas

Aparecen a los quince minutos de su ingestión y se caracterizan por cianosis, dolor de cabeza, respiración superficial, somnolencia, hipotensión, debilidad, vértigo, dolor tipo anginoso, delirio, depresión, insuficiencia respiratoria y posiblemente convulsiones y coma irreversible. Si la gravedad remite, se declara una anemia hemolítica, ictericia y dolor al orinar.

La intoxicación crónica, más difícil de diagnosticar, incluye pérdida de peso, debilidad, anemia, pequeña cianosis y dolor de cabeza. Después aparecerán papilomas vesicales.

Tratamiento en el hogar

Si la piel está contaminada hay que quitar la ropa y lavar bien al enfermo con agua y jabón, aunque no se quite la tinta. No emplear disolventes, ya que puede agudizarse el mal. En lugares pequeños da buen resultado la pasta de dientes como abrasivo menor.

Si existe ingestión de la tinta, hay que producir el vómito, y si fracasa hacer un lavado de estómago.

Si la aspiración ha sido por nariz (polvo de anilina), se hará un lavado nasal con suero fisiológico.

Tratamiento médico

Administrar oxígeno, respiración asistida y, si hay cianosis, azul de metileno al 1 por 100 por vía endovenosa. Puede ser necesaria una transfusión de sangre y como complemento vitamina C.

Tintas de plumas estilográficas

Toxicidad: Son poco tóxicas. La dosis letal es de cinco gramos por kilo de peso.

Aunque apenas usadas en la actualidad, en muchos colegios todavía se la considera algo imprescindible para una buena caligrafía. Suelen contener hasta un 95 por 100 de agua y colorantes, como fenol, ácido tánico e hidróxido de sodio, además de algo de ácido oxálico, cítrico y tartárico.

Tratamiento

Lavar con abundante agua o leche y tratar los síntomas.

Tintas de bolígrafos

Toxicidad: Poco tóxicas, ya que no existe posibilidad de ingerir grandes cantidades. La dosis letal es de 50 gramos por kilo de peso.

Lo más normal es que los niños chupen y muerdan los bolígrafos, pero que enseguida lo rechacen cuando perciben el primer sabor. La boca manchada de tinta les delata pronto y se puede suspender la ingestión.

Tratamiento

Lavar con leche. Tratar los síntomas que puedan

darse.

Tinta china

Toxicidad: Media. La dosis letal es de 50 gramos por kilo de peso en el adulto.

Suele contener como pigmento el negro de humo y una cantidad variable de alcohol metílico, acetona, resinas y casi un 90 por 100 de agua. Una vez seca, no es soluble en agua.

Tinta de imprenta

Toxicidad: Alta, dada la gran cantidad de disolventes que contiene y su facilidad para evaporarse. La dosis letal es de 0,5 mg por kilo de peso.

Contienen también colorantes muy fuertes a partir de metales pesados, así como petróleo, benceno, tolueno, alcohol o xileno, todos ellos con un grado de volatilidad muy alto.

Síntomas

Debilidad, dolor de cabeza, euforia, náuseas, vómitos y arritmias. En los casos crónicos o graves hay convulsiones, anemia y leucemia.

Tratamiento en el hogar

Provocar el vómito.

Tratamiento médico

Lavado de estómago, oxígeno, controlar las convulsiones, efectuar un electrocardiograma y realizar transfusiones.

INTOXICACIÓN POR PRODUCTOS COSMÉTICOS

TINTES PARA EL PELO

Toxicidad: Baja. La dosis letal es de 500 mg por kilo de peso.

Suelen estar compuestos a partir de resorcinol, diaminofenol, agua oxigenada, derivados anilínicos, naftol o henna. El mayor problema es que producen con frecuencia sensibilidad y alergias, especialmente en los peluqueros. En cuanto a la toxicidad hay que compararlos con las anilinas.

Síntomas

Localmente hay reacciones alérgicas que pueden degenerar en eccemas si el contacto es prolongado. En los profesionales es imprescindible el uso de guantes y en el público lo mejor es realizar una prueba de alergia poniendo un poco del tinte en la cara interna del brazo y esperar por si hubiera alguna reacción. Esta prueba hay que realizarla en un segundo pase, ya que las alergias no siempre se dan al primer contacto. En ocasiones la reacción alérgica es tan grande que se declara un fuerte eccema en el cuero cabelludo y la nuca e incluso se extiende al tronco como un eritema.

Tratamiento en el hogar

Efectuar un riguroso lavado con agua tibia, sin frotar. No aplicar ningún tipo de pomada, ya que el mal puede agravarse espectacularmente.

Tratamiento médico

Solamente medicación general, no local.

AGUA OXIGENADA

Naturaleza: Cáustica en una concentración del 30 por 100.
Toxicidad: Media en ingestión.

El agua oxigenada a la venta para el público está muy diluida (6 por 100) y solamente se buscan concentraciones mayores para teñir el pelo o aclarar lunares o nevos.

Síntomas

Irritación en la piel y mucosas. Puede producir dolores gástricos, vómitos con sangre y causticación de las mucosas.

Tratamiento en el hogar

Agua pura para diluir el producto. Hay que tratar de que eructe para que baje la presión gástrica.

Tratamiento médico

Lavado gástrico si la concentración era cercana al 30 por 1 00.

LACAS PARA EL PELO

Naturaleza: Sintética.
Toxicidad: Media. La dosis letal es de 15 gramos por kilo de peso.

Los sprays suelen contener como sustancia fijante polivinil pirrolidona, algo de alcohol, un 20 por 100 de sorbitol y más del 70 por 100 de agua. El mayor problema con su uso es la poca precaución que se tiene, especialmente en el hogar, para no cerrar los ojos cuando se emplea ni mantener la boca cerrada. La aplicación continuada de laca por fuerza tiene que producir trastornos, ya que es seguro que se inhalará al vaporizarla.

Síntomas

Los más frecuentes consisten en irritación ocular y tos ligera en el momento de emplearla. Con el tiempo es posible que se desarrolle granulomatosis pulmonar, aumento de los ganglios linfáticos y sarcoidosis. Esta patología más grave se da con frecuencia en los empleados y peluqueros, en donde el ambiente suele estar frecuentemente lleno con los vapores de las lacas.

Tratamiento en el hogar

La única solución es la prevención, no empleando los sprays en dirección frontal, cerrando los ojos y procurando tener la ventana abierta o al menos no permanecer después en el sitio de su uso.

Tratamiento médico

Hay que actuar sobre la enfermedad pulmonar si la hubiere.

CHAMPÚS

Toxicidad: Baja; la dosis letal en niños es de 0,5 gramos por kilo de peso.

Aunque el aspecto cada vez más atractivo de los envases, especialmente los dirigidos al público infantil, el fuerte color de la materia prima y hasta el olor a frutas que llevan algunos les hace especialmente tentadores para beberlos, el hecho de que su sabor sea fuertemente desagradable hace que se rechace enseguida.

Su composición es a base de un 50 por 100 de agua, sulfatos ácidos grasos, detergentes sintéticos o hierbas como la saponaria, por lo que en caso de intoxicación se hace necesario llevar el producto al centro de urgencia.

No obstante, los champús secos son especialmente peligrosos, tanto por inhalación como para la piel. Al eliminarlos mediante cepillado hay que evitar aspirar el polvo que se genera.

Síntomas

Al contacto con los ojos, conjuntivitis. Si se ingiere, el vómito suele ser la primera respuesta.

Tratamiento en el hogar

Al ser muy hidrosoluble el agua es el mejor remedio de elección.

COLONIAS

Naturaleza: Alcohol.
Toxicidad: Entre los 500 mg y los 5 gramos en el adulto por kilo de peso.

La base de todos ellos es el alcohol, el cual puede estar en una proporción entre un 90 a un 97 por 100 en las colonias de baño y entre un 75 a un 90 por 100 en los perfumes. En la medida en que una colonia o perfume es más barato así será su mayor proporción de alcohol, ya que lo que encarece un perfume es la cantidad de aceites esenciales que lleve. En estos últimos puede radicar también su toxicidad, ya que no siempre están elaborados a partir de esencias florales. Los cosméticos de más prestigio basan su aroma peculiar en una mezcla de componentes químicos que suelen guardar en secreto.
Los aceites extraídos de plantas son ricos alcoholes

terpénicos, fenoles, aldehídos o cetonas, los cuales no son en sí mismo tóxicos, salvo que se ingieran en cantidades muy altas. Los más peligrosos son los elaborados mediante síntesis y que contienen benceno, tolueno, xileno, beta-naftol, cresol, fenoles, etc.

Síntomas

Es similar a la intoxicación por alcohol etllico. Consiste en agitación, después sopor, sofocos, náuseas, vómitos y posiblemente coma.

Tratamiento en el hogar

Es importante averiguar si ha ingerido colonia o perfume, ya que estos últimos son mucho más tóxicos por la gran concentración de aceites esenciales, los cuales, además, se eliminan con mucha más lentitud. Una precaución importante es no enjuagarse la boca con perfumes, costumbre muy extendida para perfumar el aliento. La penetración de la esencia en sangre a través de la mucosa bucal es cuestión de segundos. Si la persona está consciente, se puede intentar el vómito. Posteriormente, dar bastante agua.

Tratamiento médico

Normalmente se actúa de manera similar a una borrachera. Lavado gástrico, respiración asistida, glucosa intravenosa y administrar líquidos.

ACETONA

Toxicidad: Muy alta. La dosis letal en adultos es de 50 ml.

En sí no es muy peligrosa por su uso casi exclusivo como quitaesmaltes pero hay que tener en cuenta que sus vapores pueden producir igualmente intoxicaciones, por lo que no se deben emplear en lugares cerrados ni aspirar sus vapores. También está presente en los pegamentos de aeromodelismo. El poder anestésico es similar al alcohol etílico.

Síntomas

Por inhalación, irritación bronquial, congestión, edema pulmonar, respiración disminuida, disnea y sensación de embriaguez. Posteriormente puede declararse un cuadro consistente en depresión respiratoria y colapso, con fuerte cetosis.
En la ingestión por boca los efectos son similares, pero mucho más directos y rápidos.

Tratamiento en el hogar

Apartar a un lugar ventilado. Si la cantidad ingerida es pequeña quizá sea suficiente. El vómito puede ayudar a eliminar aquella porción que no haya pasado a sangre.

Tratamiento médico

Respiración asistida, oxigenoterapia, líquidos y corregir la acidosis metabólica.

JABONES

Naturaleza: Alcalina.
Toxicidad: Media. La dosis letal es de dos gramos por kilo de peso.

Su composición es muy variada y hay que atenerse a la fórmula que indica el envase. Los jabones pueden contener sales metálicas alcalinas de ácidos grasos esteárico, palmítico y oleico.
Los de baño contienen en gran cantidad lanolina, glicerina, ácidos grasos y emolientes, en ocasiones naturales.
Los que se emplean para el lavado a mano de la vajilla están más concentrados y suelen contener abrasivos sólidos.

Síntomas

Normalmente hay diarreas y vómitos. Los concentrados suelen dar lugar a irritaciones dérmicas en personas sensibles o que los emplean de manera cotidiana.

Tratamiento en el hogar

Es importante la prevención. En niños pequeños no

emplear ningún tipo de jabón, ni siquiera los infantiles, para lavarles la piel si la tienen escocida o delicada. Si eliminamos la capa grasa de la piel, la dejamos sin protección. En los bebés solamente se debe emplear agua para lavarles. En caso de irritación cutánea no aplicar ninguna crema, ni mucho menos lavarles de nuevo en la creencia de que es un problema de higiene. Basta dejarle la piel al aire para que se resuelva el problema.

En las personas que manejan todos los días detergentes para la vajilla es imprescindible emplear guantes de goma y al finalizar restaurar la capa grasa mediante una crema adecuada, empleada en pequeña cantidad.

Si existe ingestión accidental o provocada (hay padres que lavan la lengua de sus hijos con jabón cuando dicen palabrotas), basta con beber agua en abundancia para disolverlo.

Tratamiento médico

Se actúa en función de los síntomas.

DETERGENTES

Naturaleza: Alcalina.
Toxicidad: Media-alta.

Los detergentes no iónicos compuestos a partir de poliésteres, sulfatos, ésteres, esteróxidos o alcoholes grasos, suelen ser poco tóxicos, mientras que aquellos derivados del cloruro de amonio son letales con apenas dos gramos. Estos últimos se emplean en la desinfección de hospitales.

Síntomas

Los más inocuos producirán irritación gástrica por corrosión y diarreas con sangre. También pueden irritar la piel.
Los empleados en establecimientos públicos, por sus propiedades bactericidas, producen los mismos síntomas gástricos, pero el cuadro empeora con agitación, disnea, colapso e incluso coma mortal.

Tratamiento en el hogar

El mismo que en cualquier intoxicación por álcalis. Emplear primeramente agua en abundancia durante cinco minutos.

Tratamiento médico

En los derivados del cloruro de amonio se puede neutralizar mediante una solución acuosa de jabón.

ALCOHOL METÍLICO

Toxicidad: Alta. La dosis letal es de 30 gramos. La dosis tóxica en niños es de apenas dos cucharaditas del producto.

Este alcohol se haya presente en los productos para el pulido de muebles y suelos de madera, en los barnices, lacas, tintes y en los anticongelantes de coche. También lo encontramos en las bebidas adulteradas.
Tiene efecto acumulativo, por lo que en ocasiones es difícil averiguar la causa de la intoxicación.

Síntomas

Similares a una borrachera etílica, aunque su efecto tarda en notarse doce o dieciocho horas. Hay vértigos, dolor de cabeza, astenia y somnolencia. Posteriormente, aparecen los síntomas gástricos con náuseas, vómitos y dolores. Si la intoxicación es aguda habrá cianosis, hipotermia, convulsiones, dificultad respiratoria, rigidez de nuca, pérdida de la visión y parálisis respiratoria que puede desembocar en muerte.
En el caso de sobrevivir puede quedarle como secuela una ceguera por atrofia del nervio óptico.

Tratamiento en el hogar

Si se actúa antes de las dos horas se puede intentar la eliminación del tóxico mediante el vómito, pero siempre que el enfermo esté aún consciente. Hay que mantenerle abrigado.

Tratamiento médico

Si es posible, el lavado gástrico. Es necesario combatir la acidosis con bicarbonato o lactato sódico y mantener una buena diuresis. Puede existir deliro y agitación que se tratarán con pentobarbital sódico, ayuda respiratoria y vitamina B-1.
El antídoto del alcohol metílico es el etanol al 5 por 100.

INSECTICIDAS

Naturaleza: Organoclorados y organofosforados. Son liposolubles.
Toxicidad: Muy alta. La dosis letal más alta la tienen el Adrin y el Isodrin, con apenas 50 mg por kilo de peso, y el Demeton (Systox) y Paration, con apenas 3 gramos.

Se emplean no solamente en el campo sino incluso en el hogar, por lo que su uso está ya muy generalizado.
Los derivados del DDT más empleados son el Aldrín, Bulan~ Clordano, DDD, Dieldrin, Dilan, Heptaclor, Metociclor, Toxafeno.

Síntomas

Los producidos por orgánicos clorados no se manifiestan de inmediato, salvo por una intranquilidad que aumenta con los días. Después hay pinchazos en la boca y la cara, dolor de cabeza y sensación de vértigo. Más adelante, diarreas, vómitos, temblor en los párpados, cabeza y extremidades, dolores tipo neurítico, delirio y trastornos oculares. En los casos graves, convulsiones, edema pulmonar, parálisis respiratoria y muerte.

Aunque se actúe a tiempo quedarán una serie de secuelas consistentes en degeneración hepática, anemia por afectación de la médula ósea y hemorragias cutáneas y encefálicas.

Tratamiento en el hogar

Lavado cutáneo con agua y jabón. No dar leche. No tratar de estimularle.

Tratamiento médico

Lavado gástrico si no hay convulsiones. Carbón vegetal para el estómago y quizá diacepam y gluconato cálcico para las convulsiones. Líquidos por vía parenteral y no dar adrenalina.

ORGÁNICOS FOSFORADOS

Los más utilizados son el Clorotion, Demeton, Diazinon, Dimefox, Fenitrotion, Malation, Phostion y Tiometon.

Síntomas

El cuadro aparece como consecuencia a una acumulación de acetilcolina que produce excitación del sistema nervioso parasimpático. Los síntomas se hacen más notorios a las cuatro horas y consisten en sudores, lagrimeo, aumento de la saliva y las secreciones bronquiales, dolor en los ojos, náuseas, vómitos y diarrea. Posteriormente, a las ocho horas de la intoxicación, hay disminución de las pulsaciones y luego aumento, parálisis muscular, paro respiratorio y fracaso cardiovascular.

Tratamiento en el hogar

No hay tiempo que perder, pero si no se dispone de un médico pronto se puede emplear el carbón medicinal y quizá provocar el vómito, si aún está consciente. Lavar la piel y las mucosas con abundante agua y jabón. No dar alcohol, grasas, aceites ni leche.

Tratamiento médico

Lavado gástrico, sulfato de atropina (2 mg), aspirar las secreciones bronquiales, poner oxígeno, ayuda respiratoria. Se tratará el shock, el colapso y el edema de pulmón. No hay que administrar morfina o depresores respiratorios.

OTROS AGENTES TÓXICOS

Aunque los más importantes y habituales ya se han tratado con detalle en el capítulo anterior, se incluyen ahora por orden alfabético otros productos que pueden producir intoxicación. El lector encontrará un resumen de los síntomas y su tratamiento, la mayoría de las veces de competencia médica.

ÁCIDO BÓRICO

Se emplea como desodorante para los pies.

Síntomas

Diarreas, náuseas, vómitos, hemorragias gástricas, debilidad, convulsiones y exantemas rojos.

Tratamiento médico

Provocar el vómito, lavado enérgico de la piel afectada, sueros, controlar las convulsiones.

ÁCIDO SULFHÍDRICO

Es el gas de las cloacas y pozos ciegos.

Síntomas

Conjuntivitis con lagrimeo y escozor. Tos, disnea,

edema pulmonar. En la piel, quemaduras con dolor. Aumento de la saliva, náuseas y vómitos, confusión, pérdida de la conciencia.

Tratamiento médico

Lavar la piel, los ojos y las mucosas con agua. Administrar oxígeno y respiración asistida.

ÁCIDO SULFÚRICO

Se emplea como limpiador del váter.

Síntomas

Quemaduras por corrosión, tanto externas como internas.

Tratamiento médico

Lavar con agua la piel y mucosas. Beber agua o leche, pero no provocar el vómito. En el hospital puede ser necesaria una traqueotomía, dar morfina y tratar el shock.

ALCANFOR

Se emplea como aceite alcanforado o en forma de bolitas para prevención de la polilla.

Síntomas

Olor a alcanfor en la respiración. Dolor de cabeza, alucinaciones, convulsiones.

Tratamiento médico

Lavado gástrico en hospital y respiración asistida.

ALMENDRAS AMARGAS

Contienen cantidades variables de cianuro. También se puede encontrar en el jarabe de guindas.

Síntomas

Taquicardia, dolor de cabeza, sueño, hipotensión y coma.

Tratamiento médico

Lavado gástrico de urgencia. Inhalar nitrato de amilo durante treinta segundos cada minuto. Respiración asistida. Como antídotos hospitalarios se emplea el nitrito sódico y el tiosulfato sódico.

ANHÍDRIDO SULFUROSO

Es la intoxicación ambiental en las grandes ciudades industriales.

Síntomas

Vías respiratorias irritadas, estornudos, disnea y edema pulmonar.

Tratamiento médico

Ambiente limpio. Dar oxígeno y quizá respiración asistida.

ARSÉNICO

Se encuentra en pesticidas y herbicidas.

Síntomas

Dolor de garganta, dificultad al tragar, dolor de estómago, vómitos y diarreas. Posteriormente, deshidratación, edema pulmonar e insuficiencia hepática y renal.

Tratamiento médico

Lavado gástrico, penicilamina, sueros, sulfato sódico y tratamiento del shock.

BARIO

Presente en depilatorios y raticidas.

Síntomas

Vómitos, dolores abdominales, hipertensión y convulsiones.

Tratamiento médico

Sulfato sódico o magnésico por vía oral. Lavado de estómago posteriormente y sulfato sódico por vía venosa. Corregir la hipokalemia y la fibrilación ventricular.

BELLADONA

Existe en numerosos productos farmacéuticos en forma pura o como atropina, escopolamina, estramonio o hiosciamina. Los preparados homeopáticos que la contienen son inocuos a partir de la 4 CH.

Síntomas

Sequedad de mucosas y piel, dilatación de pupilas, sofocos, taquicardias, nerviosismo, convulsiones y dificultad respiratoria.

Tratamiento médico

Provocar el vómito, respiración asistida. Como antagonista, salicitato de fisostigmina lentamente.

CADMIO

Producto para las soldaduras.

Síntomas

Espasmos gástricos, vómitos y diarreas. Dolor de cabeza, garganta muy seca, orina oscura y shock.

Tratamiento médico

Lavado gástrico con leche. Respiración asistida. Como antagonista, el edetato cálcico disódico.

CAFEÍNA

Se encuentra en el café, refrescos de cola, guaraná o té. También produce los mismos síntomas la teofilina y aminofilina presentes en numerosos preparados farmacéuticos.

Síntomas

Nerviosismo, deshidratación, convulsiones y colapso.

Tratamiento médico

Procurar el vómito. Sedantes para las convulsiones, mantener la presión arterial y, en caso grave, diálisis.

CERA DE SUELOS

A base de tetracloruro de carbono.

Síntomas

Náuseas, vómitos, dolor gástrico, dolor de cabeza, trastornos visuales, lesiones hepáticas.

Tratamiento médico

Lavar la piel y de estómago. Oxigenoterapia.

CLORATOS

Se emplean en las peluquerías para deshacer las permanentes.

Síntomas

Vómitos, náuseas, diarreas y cianosis. Después ictericia, nefritis y shock.

Tratamiento médico

Lavado gástrico, diálisis y transfusiones. Oxigenoterapia.

CLORO

De uso habitual en piscinas, privadas o públicas. Muy peligroso en su manipulación.

Síntomas

El gas produce irritación ocular y respiratoria, con tos, sofocos, vómitos y cianosis.
La ingestión del producto puro o incluso ya diluido en el agua, corrosión de la boca y estómago, dolores abdominales, taquicardia y colapso.

Tratamiento médico

Oxígeno y respiración asistida. Cuando se ingiere hay que efectuar lavado gástrico y tratar el shock.

COCAÍNA

Síntomas

Euforia seguida de depresión. Pérdida del control, ansiedad y alucinaciones. Sudores, dificultad para respirar, insuficiencia circulatoria y convulsiones.

Tratamiento médico

Lavado de estómago y oxígeno. Como antagonistas se emplean el diacepam y el propranolol.

ESTRICNINA

Su uso como medicamento está limitado a unos pocos preparados. Se usa como veneno para eliminar roedores y animales dañinos.

Síntomas

Nerviosismo, agudeza visual y auditiva intensa, relajación muscular, sudores.

Tratamiento médico

Carbón activado, prevención de las convulsiones, respiración asistida y provocar la diuresis incorporando cloruro amónico vitamina C.

FLÚOR

Se utiliza para prevenir la caries dental. En concentraciones altas es útil como raticida y para eliminar las cucarachas.

Síntomas

En ingestión se nota sabor salado, temblores, pigmentación dentaria, insuficiencia renal y shock. Cuando se inhala en tratamientos contra las plagas hay irritación de ojos y nariz, disnea, sofocos, edemas pulmonares y dolor de cabeza. Si el contacto ha sido en la piel (sprays), puede haber quemaduras superficiales.

Tratamiento médico

Cuando se inhala se administra oxígeno y corticoides.

En la piel se elimina con agua fría y con una pasta a base de óxido de magnesio.

En el ingerido hay que hacer lavado gástrico y dar gel de hidróxido de aluminio. Después gluconato cálcico al 10 por 100 intravenoso.

HORMONAS

Lo habitual es ingerir una sobredosis de un anticonceptivo.

Tratamiento médico

No se le considera tóxico.

MERCURIO

El presente en los termómetros no suele ser tóxico dada su poca cantidad. Los casos crónicos se dan como enfermedades profesionales.

Síntomas

Gastroenteritis, dolor en la boca y estómago, aumento de la saliva, vómitos, quemaduras internas. Los casos crónicos se notan por gingivitis, trastornos mentales y problemas neurológicos.

Tratamiento médico

Carbón vegetal activado, penicilamina. Asegurar la diuresis y la hidratación. En la intoxicación cutánea lavar con agua y jabón.

MONÓXIDO DE CARBONO

Es el gas del automóvil. También está presente en el gas ciudad, gas del alumbrado, braseros, acetileno y pantanos.

Síntomas

Son variables dependiendo del tiempo de exposición y la concentración del gas. Es habitual el dolor de cabeza, vértigo, disnea, confusión, convulsiones, sopor y pupilas dilatadas.

Tratamiento médico

Reposo en cama y administración de oxígeno. Pueden aparecer complicaciones cerebrales hasta tres semanas después de la intoxicación.

NARCÓTICOS

Los más habituales son la codeína, heroína, morfina, opio, metadona y el propoxifeno.

Síntomas

Sueño, respiración superficial, pupilas puntiformes.

Tratamiento médico

No provocar el vómito. Respiración asistida. En casos graves se administra naloxona y líquidos intravenosos.

OXIDO DE NITRÓGENO

Se trata de un gas que se libera por la combustión de cohetes y explosivos, inclusive los pirotécnicos.

Síntomas

Suelen aparecer tardíamente, por lo que en ocasiones no se relaciona causa con efecto. Las concentraciones altas producen escozor en ojos, nariz y garganta, fatiga, disnea y posteriormente bronquitis y neumonía.

Tratamiento médico

Reposo en cama y aplicación de oxígeno. Drenaje bronquial y prevención de la fibrosis pulmonar con cortisona.

PARACETAMOL

Al tratarse de un medicamento ampliamente utilizado en niños es necesario advertir sobre sus efectos secundarios.

Síntomas

Náuseas, quizá vómitos, palidez y falta de orina.

Dos días después pueden darse también vómitos prolongados, dolores intestinales, ictericia, hipoglucemia y cardiopatías.

Tratamiento médico

Provocar el vómito y lavado gástrico. Si el mal es reciente, se puede evitar el daño hepático administrando N-acetilcisteína cada cuatro horas.

PLOMO

Se emplea en algunas pinturas y en las soldaduras.

Síntomas

Insomnio, dolor de cabeza, manías y convulsiones. En caso de ingestión hay dolores abdominales con sensación de quemazón, vómitos, diarreas y encefalopatías.

Tratamiento médico

Se administran agentes quelantes.

RESORCINOL

Constituye la base de algunos productos farmacéuticos utilizados en la desinfección bucal. Por ello no es extraño que se ingiera.

Síntomas

Vómitos, mareos, escalofríos y temblores.

Tratamiento médico

Lavado gástrico.

TALIO

Es el veneno para hormigas y también para cucarachas o ratas.

Síntomas

Cólico abdominal, diarreas con sangre, aumento de la saliva, temblores, dolores en las piernas, parálisis ocular, delirios, insuficiencia respiratoria. Al cabo de tres semanas hay caída del cabello.

Tratamiento médico

Carbón activado, lavado gástrico y cloruro potásico. Prevenir el shock.

TINTURA DE YODO

Aunque desplazada por la mercromina y similares, todavía se emplea en algunos hogares para desinfectar heridas.

Síntomas

Dolor fuerte en boca y esófago. Vómitos, dolor abdominal, diarrea y colapso respiratorio.

Tratamiento médico

Leche, almidón o harina. Hidratar y prevenir el shock. Si se declara edema en la laringe hay que hacer una traqueotomía.

MORDEDURAS Y PICADURAS DE SERPIENTES E INSECTOS

SERPIENTES

De las ciento veinte especies de serpientes que pueden existir habitualmente cercanas al hombre, solamente veinte son venenosas, entre ellas la serpiente cascabel, la serpiente coral, las colúbridas y las víboras. Se calcula que solamente un 20 por 100 de las personas mordidas por serpientes necesitan ayuda médica urgente, especialmente si son niños o ancianos.

El veneno de serpiente debe su aspecto letal a la presencia de polipéptidos, más importante que el veneno puro, ya que son capaces de provocar reacciones difíciles de controlar. Los efectos pueden ser neurotóxicos, vasculares o sanguíneos.

Síntomas

Cuando se sospeche una picadura de serpiente hay que procurar averiguar la especie causante para poder aplicar el tratamiento adecuado. No obstante, algunas serpientes venenosas pueden morder sin inyectar veneno. Un médico experto puede reconocer el tipo de serpiente mirando la forma de la mordedura y ello le puede servir si no cuenta con la descripci6n exacta del reptil. Ante la duda, el

195

tratamiento deberá ser sintomático y generalizado.

Tratamiento médico básico

A escala local, en la mordedura, hay que limpiarla con agua oxigenada al 3 por 100 y poner una pomada con antibióticos. Al accidentado hay que mantenerle en reposo, caliente y tranquilo. Si no hay un hospital cercano, se hará una incisión a través de cada marca de colmillo. La succión (con la boca debidamente protegida) es útil si se realiza en un tiempo no superior a los treinta minutos desde que se produjo la mordedura.

Hay que vigilar el shock y las constantes sanguíneas, así como la respiración.

El médico deberá ponerse en contacto con un centro de toxicología.

ARAÑAS

Forman parte de nuestras viviendas y salvo dos especies todas son venenosas, aunque por fortuna sus colmillos son demasiado cortos para que atraviesen nuestra piel, salvo la de los niños pequeños.

Síntomas

El dolor puede ser inmediato, con sensación de entumecimiento, o manifestarse al cabo de una hora. El área de la mordedura puede adoptar forma de diana, con sangre, y ulcerarse posteriormente.

Los trastornos pueden producir inquietud, ansiedad, sudores, mareos, edema en los ojos, picores, náuseas, aumento de la temperatura y quizá insuficiencia renal.

Tratamiento médico

Colocar un trozo de hielo sobre la mordedura. Los niños pueden necesitar respiración asistida y los ancianos tratar la hipertensión. El gluconato cálcico y las pomadas de antibióticos son]os únicos tratamientos que se emplean.

ABEJAS, AVISPAS

Aunque para la mayoría de las personas la picadura de un solo insecto es inocua, salvo el dolor local, en personas muy sensibles puede bastar para generar una reacción anafiláctica mortal. En una persona normal serían necesarias al menos cien picaduras para producirse la muerte, algo que solamente un enjambre puede provocar.

Tratamiento

Hay que extraer el aguijón empleando el simple rascado, mejor que tirando de él. Después se aplicará un trozo de hielo y quizá una pomada o esencia antihistamínica.

PIOJOS

Salvo que se trate de una persona hipersensible, la picadura de un piojo, chinche o garrapata, no debe producir más que una pequeña pápula. Solamente el rascado intenso puede agravar la lesión.

Tratamiento

Para eliminar las garrapatas o chinches bastará con aplicar petróleo sobre el insecto y luego quitarlo con unas pinzas mientras girarnos lentamente.

Personas muy sensibles pueden acusar reacciones muy intensas a las garrapatas, que pueden necesitar ayuda médica de urgencia consistente en administración de oxígeno y tratamiento local antiséptico.

CIEMPIÉS Y ESCORPIONES

No son tan peligrosos como se dice y la mayoría de las veces solamente dan lugar a trastornos locales. Los ciempiés pueden producir hinchazón y eritema localizado en el lugar de la mordedura en un tiempo no superior a las cuarenta y ocho horas. Los escorpiones producen un aumento de la temperatura y sensibilidad en la mordedura.

Tratamiento

Salvo complicaciones especiales lo mejor es aplicar un trozo de hielo en la mordedura y lavar abundantemente la herida con agua y jabón. Si hay complicaciones, se tratarán en un centro hospitalario mediante un antisuero específico.

ACCIDENTES DIVERSOS

QUEMADURAS SOLARES

Las quemaduras producidas por los rayos del sol pueden ser debidas a exposición prolongada o por una reacción de fotosensibilidad. La radiación solar varía sensiblemente según sea la época del ano, la altitud y la climatología, existiendo de manera continuada una protección ante ellos mediante la misma atmósfera, en primer lugar, y mediante las propias defensas de nuestra piel. La misma contaminación ambiental es capaz de detener la mayoría de las radiaciones solares que pueden quemarnos, lo que explica la poca incidencia de los rayos solares en los meses de invierno.

En las playas y las piscinas el efecto de los rayos solares aumenta sensiblemente, ya que el agua actúa como potente lupa amplificadora, lo mismo que la arena, por lo que en caso de niños pequeños, ancianos o personas de piel blanca. El peligro está presente aunque permanezcan a la sombra. También son muy sensibles al sol las personas pelirrojas, las rubias, los afectados por vitíligo y los albinos, además de personas que toman fármacos sensibilizantes, como los anticonceptivos.

Prevención

No hay que ingerir medicamentos al menos dos horas antes de exponerse al sol, ni emplear cosméticos de ningún tipo, especialmente colonias. La exposición al sol del mediodía en verano no debe exceder de treinta minutos, siendo las horas más adecuadas antes de las diez de la mañana y después de las cuatro de la tarde.

En invierno pueden darse igualmente quemaduras solares en alta montaña, incluso durante un día nublado, ya que las radiaciones solares UVB no quedan apenas detenidas por la atmósfera. La nieve y la niebla multiplican el efecto y no son raras las quemaduras en los ojos. Este problema es algo que los esquiadores expertos lo saben bien y por eso llevan siempre gafas de sol.

Los primeros días de exposición hay que emplear filtros solares cercanos al número quince y para que haga su máximo efecto se debe poner al menos treinta minutos antes y repetirlo cada vez que se salga del agua.

Tratamiento

A nivel cutáneo el mejor tratamiento es el agua fría durante quince minutos por lo menos, aunque si la zona es pequeña se puede prolongar mediante compresas humedecidas. No aplicar pomadas que contengan grasas o aceites, al menos durante los primeros días de la quemadura. Si en lugar del agua simple queremos emplear alguna hierba podemos realizar una infusión con malva, avena o hipérico, añadiendo unas gotas de extracto de própolis o equinácea. Obviamente, hay que dejarla enfriar antes de aplicarla.

Internamente es importante hidratar y sería conveniente dar soluciones isotónicas o en su defecto agua con un poco de sal marina.

QUEMADURAS EN GENERAL

Una quemadura cutánea ocasiona edema, pérdida de líquidos, aumento de la permeabilidad capilar y desnaturalización proteica. A nivel general puede haber shock, infecciones y lesiones en el aparato respiratorio, lo que convierte el problema en algo serio.

La gravedad de una quemadura depende esencialmente de la superficie afectada y la profundidad, y se considera que es leve cuando afecta a menos del 15 por 100 de la superficie corporal, moderada cuando no supera el 50 por 100, grave cuando abarca hasta el 70 por 100 y muy grave si pasa de este porcentaje.

La profundidad determina la clasificación por grados y se denomina de primer grado cuando tiene aspecto rojizo, está húmeda o es sensible al tacto. No tiene ampollas y si se la presiona palidece, señal de que la quemadura es superficial.

Las de segundo grado pueden presentar ya ampollas eritematosas o blancas con exudado interno. También es sensible al tacto y sigue palideciendo cuando se las presiona.

En las de tercer grado no suelen darse ampollas y la superficie puede estar carbonizada o negra. En algunos casos la piel puede estar pálida o presentar un rojo fuerte por la presencia de hemoglobina subdérmica. Si está afectado el pelo, se desprenderá al menor contacto.

Tipos de quemaduras

Las que afectan al aparato respiratorio suelen estar ocasionadas por humo caliente, irritantes químicos o vapores. Ello produce una obstrucción del árbol respiratorio, edema bronquial y lesión de los capilares alveolares, lo que degenera en una insuficiencia respiratoria aguda.

Las quemaduras producidas por la electricidad pueden deberse a un aumento de temperatura de casi 5.000°, aunque la mayoría de las veces solamente afectan a la parte externa de la piel y tejido subcutáneo. Si se trata de corriente alterna puede ocasionar también parálisis respiratoria y fibrilación ventricular La mayoría de los hogares e industrias cuentan con diferenciales eléctricos que cortan la corriente cuando existe una derivación, por lo que cada vez son menos frecuentes estos accidentes.

Las quemaduras químicas se pueden deber a multitud de sustancias, sean de naturaleza ácida, alcalina, gases, fósforo o fenoles. El tratamiento es más complicado que en los casos anteriores y las lesiones pueden incluso progresar con el paso de las horas.

Tratamiento en el hogar

Es difícil dar una pauta para todo tipo de quemadura, pero éstas son las recomendaciones más generales:

1. Mantener la ventilación.
2. Proteger la parte afectada de la invasión bacteriana.
3. Quitar la ropa mediante inmersión en agua templada. Este lavado sirve, además, para la mayor parte de las quemaduras, incluidas las producidas por elementos químicos. Debajo del agua, además, se puede desprender la ropa sin dolor y eliminar cualquier sustancia química adherida.
4. Administrar abundancia de líquidos.
5. Si están quemadas las piernas o las manos, es útil mantenerlas elevadas el mayor tiempo posible.
6. En las quemaduras leves llamar al médico; en las graves no quitarle las ropas (puede haber desprendimiento de la piel) y llevarle a un centro de urgencia o de quemados.
7. Aportar al médico una serie de datos que le serán de gran valor para el diagnóstico y el tratamiento, como lugar del accidente, sitio donde estaba el enfermo, lo que estaba haciendo, si el local era cerrado, cuál fue el origen de la quemadura, durante cuánto tiempo estuvo quemándose y qué se hizo hasta que se le llevó al hospital.

GOLPE DE CALOR

Se trata de las reacciones de intensidad variable ante las temperaturas elevadas. Las consecuencias suelen consistir en una pérdida excesiva de líquidos, desvanecimiento y shock.

Numerosas son las causas que pueden generar una mala respuesta ante el aumento de la temperatura exterior y entre ellas tenemos a la deshidratación, sudor excesivo, vómitos, diarreas, debilidad, edad, humedad excesiva, ejercicio intenso, ventilación deficiente y exceso de ropa. También hay ciertos medicamentos que disminuyen nuestra capacidad de adaptación al calor, como son los antihistamínicos, los anticolinérgicos, la cocaína o algunos psicofármacos.

La prevención es la mejor postura y por ello deben evitarse los ejercicios intensos en épocas de calor o en lugares poco ventilados, tratando además de utilizar vestidos aislantes o transpirables cuando realicemos ejercicio al sol. También hay que beber abundantes líquidos antes, durante y después del ejercicio, siendo los más recomendables aquellos que llevan incluidos electrolitos. No haga caso de aquellas personas que le digan que es malo beber líquidos durante y después del ejercicio. Además, en época de calor o esfuerzos físicos es necesario aumentar la ración de sal.

Síntomas

Suelen darse avisos corporales consistentes en dolor de cabeza, vértigos, cansancio, además de piel enrojecida, caliente y en ocasiones seca. Las pulsaciones están aumentadas, lo mismo que la frecuencia respiratoria, suele existir desorientación, pérdida de conciencia y más adelante convulsiones, mientras que la temperatura corporal se pondrá en 40° o más. Si no se corrige inmediatamente puede declararse un colapso circulatorio.

Tratamiento en el hogar

En los casos menos graves, con temperaturas cutáneas que no lleguen a los 39° debe envolverse al enfermo en sábanas finas o sumergirle en un baño que iremos enfriando progresivamente. Primero estará a 35° y lo iremos bajando paulatinamente hasta conseguir que la temperatura corporal llegue a los 37°. Una vez conseguido, bastará con mantenerle en un ambiente fresco, con abundantes líquidos y sales minerales.

Si hay desvanecimiento hay que ponerle tumbado, no tratar de despertarle, con la cabeza baja, y tratar de rehidratarle mediante un pequeño goteo que le pondremos en la boca o con un trapo que le pondremos en los labios.

También pueden darse calambres en los casos menos graves, los cuales se curarán del mismo modo, sin olvidar administrar suplementos de sal y magnesio.

Tratamiento médico

Es imprescindible el ingreso en hospital cuando la temperatura excede de los 39°, ya que aunque se supere la crisis pueden quedar secuelas cerebrales si no se actúa con eficacia. Después, reposo en cama durante varios días.

ACCIDENTES POR FRÍO

No son infrecuentes los accidentes por frío, aunque la gravedad es muy variable según nos encontremos en la ciudad o en la montaña. Mientras que los accidentes en la montaña suelen ser más graves por la carencia de una ayuda inmediata adecuada, en las ciudades se suelen dar por escapadas de jóvenes del hogar familiar, pérdida de niños pequeños o ancianos con demencia senil y enfriamiento súbito a causa de un robo en la vía pública que incluya las prendas de vestir externas. También ocurren accidentes por frío a causa de la inmersión en baños helados, ya sea de manera voluntaria o por accidente, o por el abuso de drogas que anulan nuestra capacidad de adaptación al frío.

El frío puede producirse también por contacto con hielo, nieve o metales helados, por exposición al aire frío mientras se conduce un automóvil o motocicleta, así como por anemia.

Con el frío intenso se forman cristales de hielo en

el interior de las células o entre ellas, lo que produce la rotura de la pared celular. Ello provoca la formación de hematíes y plaquetas que generan trombosis, cortocircuitos en el sistema nervioso y, como consecuencia, gangrena.

Síntomas

Los signos de congelación pueden ser localizados o generales. Los primeros afectan a los dedos, cara y oído, recibiendo el nombre de sabañones. La piel puede estar enrojecida, hipersensible, desprenderse y hasta formar ampollas. Si ocurre en todo el pie, como es frecuente entre los excursionistas, estará pálido, con edemas y entumecido. En el caso de que haya existido congelación estará frío, blanco, duro e insensible a la presión. Puede ser reversible el mal o degenerar en gangrena.

En el enfriamiento general, la hipotermia, hay confusión mental, torpeza de movimientos, ligera irritabilidad, poca respiración, bradicardia y alucinaciones. La temperatura puede descender por debajo de los 35°.

Tratamiento en el hogar

En las congelaciones localizadas se calentará poco a poco la zona afectada poniendo simplemente nuestra mano en contacto con su piel o utilizando un utensilio tibio, nunca caliente. La temperatura que debemos proporcionarle es de 37°-38°, aunque también podemos meterle la parte dañada en agua caliente (37-40º), evitando el calentamiento rápido. No hay que mover la zona congelada y la mejor manera de actuar es proporcionando calor con lentitud, siendo útil darle bebidas moderadamente calientes, abrigarle especialmente, la cabeza y las extremidades, juntarle a una persona sana o poner sus pies en nuestro abdomen. Reposo absoluto y nutrición calórica. Si hay que trasladarlo a un hospital hay que hacerlo lentamente, evitando movimientos bruscos, y bien abrigado.

Tratamiento médico

Lo que harán en primer lugar será calentarle utilizando recipientes de agua moderadamente caliente y con remolinos, dejando luego las partes afectadas al aire libre en una habitación caliente.

ACCIDENTES POR ELECTRICIDAD

La electricidad siempre es un factor muy negativo para la supervivencia y por desgracia muchas veces la muerte es instantánea.

La corriente continua por tener una frecuencia cero es menos peligrosa, pero apenas se emplea en España, en donde se prefiere la alterna de 50-60 Hz. No obstante, esta corriente puede ser de diferente frecuencia y ello determina la gravedad. Una frecuencia de 60 Hz produce un efecto de ventosa, además de una fuerte contracción muscular, que produce el aplastamiento hacia la zona con electricidad y con ello una exposición más prolongada, algo que no ocurre con la corriente continua que rechaza al sujeto.

En términos generales, la gravedad no depende tanto del voltaje sino del amperaje.

La resistencia al choque eléctrico depende en primer lugar de la masa muscular, del grado de humedad y de que no tenga heridas. La piel menos resistente es, pues, la de un niño con alguna herida y húmeda, estimándose que una piel resistente puede aguantar hasta 30.000 ohms/cm2 (tres millones, si el contacto es en un callo), mientras que la menos resistente solamente soportará 500 ohms e incluso menos en la bocal recto o vagina.

De igual modo, los tejidos internos también acusarán la quemadura en función de su resistencia, siendo los más sensibles los nervios, los vasos sanguíneos y los músculos, mientras que la grasa, los tendones y los huesos son malos conductores de la electricidad.

También es importante la zona que reciba la entrada de corriente y por la que salga. Si entra por un brazo y sale por la pierna a tierra la corriente alcanzará al corazón, mientras que es mucho menos peligrosa cuando entra por una pierna.

También es muy importante la duración del paso de la corriente a través del cuerpo, aunque el corazón es muy sensible a voltajes y duración cortas. A nivel general las lesiones están directamente relacionadas con la duración, ya que el calor generado será menor en la medida en que permanezca poco tiempo la corriente.

Si la persona se ha quedado inmóvil, pegada a la

corriente, las quemaduras serán graves, pero si ha salido despedida con el choque eléctrico es muy probable que salga indemne, ya que el calor generado habrá sido muy corto.

Síntomas

Los accidentes por electricidad, como aquellos en los que hay pérdida de sangre, asustan mucho a las personas que pudieran auxiliar al herido y les impide reaccionar con rapidez y efectividad. Además, el mismo accidentado no puede reaccionar a causa de las fuertes contracciones musculares que tiene en ese momento, pudiendo incluso perder la conciencia, declararse una parada respiratoria o una arritmia intensa.

La corriente intensa producirá lesiones internas por necrosis, especialmente en las zonas de entrada y salida, y es posible que se produzca un edema notorio en esas zonas. También son frecuentes las luxaciones, fracturas e insuficiencia renal. Si el accidente ha ocurrido en la bañera puede que no existan quemaduras, pero sí un paro cardíaco. Los accidentes por un rayo no siempre son mortales si ha existido una vía de salida, aunque habrá lesiones musculares y secuelas neurológicas que necesitarán algunos días para restablecerse.

Tratamiento en el hogar

Obviamente, hay que alejar al herido de la zona de contacto con la corriente, procurando que la persona que le auxilie esté suficientemente aislada de tierra. La tela, madera seca, plásticos, cuero o gomas pueden ser suficientes materiales aislantes hasta corrientes de 1.000 voltios, dependiendo del grosor del material. Cualquier material húmedo pierde su capacidad aislante.

Las medidas de emergencia en el hogar solamente pueden consistir en realizar una reanimación cardiaca o un boca a boca elemental en caso necesario, siendo prioritario el mantener la respiración. Una vez recuperado, hay que llevarle a un centro de urgencia para evaluar los daños internos que, casi con seguridad, se habrán producido.

Tratamiento médico

Es importante mirar las posibles lesiones cervicales, administrar manitol y vacuna antitetánica, realizar un ECG, análisis de sangre y orina, descartar posibles hemorragias cerebrales y monitorizar al enfermo durante veinticuatro horas.

MAREOS DURANTE LOS VIAJES

Están ocasionados por las aceleraciones y desaceleraciones, así como por los vaivenes laterales, tanto en vehículos terrestres como marítimos o aéreos.

Parece ser que se deben a un estímulo excesivo del aparato vestibular, el cual actúa sobre el centro del vómito. No obstante, son necesarios otros condicionantes, además de la predisposición particular, como son la ventilación insuficiente, los estímulos visuales, la presencia de comida en el estómago o factores emocionales, sin los cuales el mareo no se llega a producir. Con el tiempo, y por mecanismos desconocidos, las personas sometidas a mareos frecuentes se van acostumbrando y dejan de sentir este síndrome.

Síntomas

Lo más habitual son las náuseas y vómitos, aunque también son normales los sudores, el aumento de la saliva, dolores de cabeza y somnolencia, sin que el sueño sea capaz de garantizar la ausencia de problemas. Si el mareo es prolongado el deterioro puede ser importante y darse hipotensión, fatiga intensa, deshidratación y depresión.

Tratamiento en el hogar

La prevención es la mejor terapia que se puede

hacer con una persona predispuesta al mareo. Si disponemos de tiempo, deberemos iniciar una reeducación para que se habitúe a los cambios posturales y de aceleración, gimnasia ésta especialmente importante para aquellas personas que necesitan una garantía contra el mareo, como son futuros pilotos de avión, personal de barco o guardaespaldas. En poco más de un mes se puede acostumbrar a una persona a los viajes aunque es posible que el mal vuelva a declararse de manera brusca si los movimientos son muy intensos.

Es importante tener en cuenta que todos los vehículos se mueven menos en las zonas centrales, que es bueno mantenerse recostado con la cabeza quieta, que no se debe leer y que ayuda mucho mirar al exterior, al horizonte o las nubes. El lugar donde estemos deberá ser ventilado, con una ventana abierta, y no comer ni beber alcohol en abundancia antes del viaje. Si el trayecto es corto, lo mejor es no tomar nada.

Tratamiento médico

Existen diversos medicamentos antihistamínicos que ayudan a mitigar los efectos del mareo, aunque no pueden ser ingeridos por personas que vayan a manejar vehículos o maquinaria. ya que inducen algo al sueño. La vitamina B-6 y las infusiones de menta también ayuda algo.

ASFIXIA POR INMERSIÓN

Son accidentes muy frecuentes en piscinas, mar y bañeras, por lo que es importante saber actuar con eficacia y rapidez, ya que la mayoría de las veces no tenemos tiempo de acudir a un centro de urgencias. En la mayoría de los casos, somos nosotros los que podemos salvar la vida al accidentado.

Cuando una persona se sumerge involuntariamente en el agua se produce una hipoxia importante a causa de la aspiración de líquido o por un laringoespasmo. Si ha entrado líquido en los pulmones, se produce una neumonitis química que lesiona a los alvéolos y los capilares sanguíneos de esa zona. Cuando la cantidad de agua es importante los pulmones se vuelven rígidos, sin flexibilidad, hay insuficiencia respiratoria con acidosis, edema pulmonar y cerebral.

No obstante, existe un reflejo en todos los mamíferos que permite que se pueda sobrevivir después de un período relativamente largo de inmersión. Este reflejo hace disminuir la frecuencia cardiaca, provoca una vasoconstricción de las arterias periféricas, y la sangre oxigenada que estaba en las extremidades llega hasta el corazón y el cerebro. Además, si el agua está muy fría las necesidades de oxígeno quedan muy reducidas y la supervivencia se prolonga. Por eso es importante no desmoralizarse si vemos que la persona está muerta aparentemente, ya que es posible la recuperación si actuamos con rapidez.

El ahogamiento en agua de mar es más beneficioso que en agua dulce y la recuperación es más factible.

Normas para ayudar a un ahogado

Es importante recordar que:

1. Los niños son más fáciles de recuperar.
2. El agua muy fría ayuda al accidentado.
3. El paro cardiaco no tiene por qué ser irreversible.
4. No hay que esperar a llevarle a un centro sanitario adecuado; hay que actuar en el mismo momento del rescate.
5. Se pueden recuperar personas que han permanecido ahogadas durante más de media hora.
6. Hay que abrigarle.
7. El boca a boca hay que practicarlo incluso cuando aún no le hemos sacado del agua. Si no se detectan pulsaciones ni latidos cardiacos hay que hacerle masaje al corazón.
8. No hay que perder tiempo intentando quitarle el agua de los pulmones.
9. Si le vamos a llevar a un centro de urgencias hay que seguir practicando la recuperación durante todo el trayecto, aunque pensemos que ya es inútil.
10. Llevarle a un centro sanitario aunque recupere el conocimiento, ya que el peligro de muerte no ha pasado.

TRATAMIENTOS DE URGENCIA POR MEDIOS NATURALES

La naturaleza nos pone a nuestra disposición un gran arsenal de productos, plantas especialmente, que nos pueden ayudar a resolver la mayoría de las alteraciones leves de la salud que se producen en los hogares. Mucho más importante y saludable que disponer de un botiquín con medicamentos es tener siempre una serie de remedios naturales y saber manejarlos con sabiduría. Ésta es una relación de las enfermedades más comunes y su tratamiento natural.

ACIDEZ DE ESTOMAGO

Alimentos recomendados: patatas hervidas al vapor, puré de patatas, puré de zanahorias, berza, lechuga y peras.
Plantas medicinales: regaliz, manzanilla amarga.
Agua de arcilla en ayunas.

AMPOLLAS

Si la ampolla es pequeña no hay que tocarla y si es muy grande es conveniente romperla empleando una aguja flameada y esterilizada.
Plantas medicinales: tomillo, bardana, própolis, equinacea, convenientemente disueltas en algo de agua hervida para esterilizar y favorecer la

cicatrización.

ANGINAS

Alimentos recomendados: zumo de limón puro o gajos con la cáscara.
Plantas medicinales: própolis, equinacea, tomillo.
Toques con suero láctico.

ANGINA DE PECHO

Alimentos recomendados: nueces.
Plantas medicinales: espino blanco.

ASMA

Alimentos recomendados: puerros y rábanos.
Plantas medicinales: drosera, lobelia, pulmonaria.

BRONQUITIS

Alimentos recomendados: higos secos cocidos con leche o vino.
Plantas medicinales: malva, llantén, eucalipto, tusilago.

CALAMBRES

Bebidas recomendadas: refrescos con sales minerales.
Plantas medicinales: espino blanco.

CISTITIS

Bebidas recomendadas: líquidos calientes, zumo de limón.
Plantas medicinales: gayuba, grama.
Lavados de bajo vientre con agua muy caliente.
Baños de asiento calientes con infusión de manzanilla.

COLITIS

Alimentos recomendados: ayuno.
Plantas medicinales: menta, anís verde, manzanilla amarga.

CONJUNTIVITIS

Alimentos recomendados: ricos en vitamina A.
Lavados de ojos con eufrasia y una pizca de sal marina.

CONTUSIONES

Alimentos recomendados: zumo de limón.
Plantas medicinales: árnica (piel sin herida), hamamelis, milenrama.

DIARREA

Alimentos recomendados: zanahorias, arroz blanco, zumo de limón.
Plantas medicinales: agrimonia, tomillo, arándano.

Agua de arcilla cuatro veces al día. Beber agua con sales minerales.

DIENTES (Dolor)

Alimentos recomendados: ajo.
Plantas medicinales: un clavo de especia machacado puesto en el lugar del dolor.

EPILEPSIA

No comer alimentos muy salados.
Plantas medicinales: artemisa, valeriana.
Dejarle libre pero con algo de madera entre los dientes para que no se muerda la lengua.

ESTREÑIMIENTO

Alimentos recomendados: yogur, acelgas, semillas de sésamo, salvado, germen de trigo, ciruelas pasas.
Plantas medicinales: frángula, malva, cáscara sagrada.

FALTA DE APETITO (Anorexia)

Alimentos recomendados: alcachofas, endibias, cardos.
Plantas medicinales: genciana, cuasia amarga.
Comer poca cantidad pero con frecuencia.

FARINGITIS O LARINGITIS

Alimentos recomendados: higos secos, miel. Plantas medicinales: Erísimo, eucalipto, llantén. Gárgaras con pulsatilla y própolis.

FIEBRE

Ayunar. Beber muchos líquidos. Plantas medicinales: saúco, sauce, eucalipto. Si sube más de 38° meter en una bañera con agua a 36°, e ir bajando poco a poco la temperatura sin llegar a los 34°.

FRACTURA

Alimentos recomendados: quesos, yogur, leche. Plantas medicinales: compresas de consuelda. Posteriormente, inmovilizar parcialmente con emplasto de arcilla y una venda no muy apretada.

FURÚNCULO

Alimentos recomendados: rábanos, puerros, cebolla. Plantas medicinales: bardana, local y en infusión.

GOTA

Alimentos recomendados: No comer carne ni legumbres o espinacas. Plantas medicinales: bardana, abedul.

HEMORRAGIAS

Alimentos recomendados: zumos de limón. Plantas medicinales: bolsa de pastor. En las hemorragias por heridas resulta especialmente eficaz poner arcilla en polvo directamente en la herida.

HEMORROIDES

Alimentos recomendados: cura de ayuno. No comer picantes.
Plantas medicinales: Ginkgo biloba, milenrama, hamamelis.
Baños de asientos calientes y luego fríos. Una rodaja de tomate en la hemorroide.

HERIDAS

Lavar siempre con agua y jabón.
Plantas medicinales: emplasto con arcilla. Posteriormente, malva y equinacea.

HISTERIA

Un poco de sal dentro de la boca.
Plantas medicinales: melisa, tila.
Aislamiento.

INSOMNIO

Alimentos recomendados: lechuga, yogur, cebolla.

Plantas medicinales: azahar, lúpulo, espino blanco, pasiflora.

JAQUECA

Alimentos prohibidos: chocolate.
Plantas medicinales: melisa, mejorana, romero, tila, sauce.
Un paño de agua fría en la frente. Dos gotas de esencia de limón dentro del labio.

LOMBRICES

Alimentos recomendados: ajo.
Plantas medicinales: tomillo.

MENSTRUACIÓN

Plantas medicinales: ruda (retraso), caléndula, manzanilla (dolores), bolsa de pastor (hemorragias) Semillas de onagra o borraja.

NEURALGIAS

Alimentos prohibidos: cualquier comida o bebida fría. Plantas medicinales: hipérico (corazoncillo), romero, sauce.

OÍDOS (Dolor)

Cataplasmas calientes detrás de la oreja. Un algodón empapado en aceite de oliva templado dentro de la oreja. Plantas medicinales: llantén, tomillo, bardana.

RESFRIADO

Alimentos recomendados: sopa de cebolla. Plantas medicinales: saúco, tomillo, própolis. Bano de pies caliente con eucalipto.

SABAÑONES

Alimentos recomendados: zumo de limón. Plantas medicinales: Ginkgo biloba, milenrama. Baños calientes en los dedos y luego frotar con un gajo de limón y finalmente con aceite de oliva.

TAQUICARDIA

Alimentos recomendados: verduras, copos de avena. Plantas medicinales: espino blanco.
Alimentos recomendados: higos secos. Plantas medicinales: amapola, tusilago. Dormir con la cabeza algo levantada.

PLANTAS MEDICINALES PARA NUESTRO BOTIQUÍN

Ésta es una relación de aquellas plantas medicinales que no deberían faltar en nuestro botiquín, ya que con ellas podremos solucionar la mayoría de los trastornos y emergencias hogareños.

Aunque su inocuidad está fuera de toda duda, no estaría de más que consultásemos frecuentemente a un experto herborista o tuviésemos siempre un libro de medicina natural a nuestro alcance.

ABEDUL

Elimina el ácido úrico, es diurético y sudorífico.

AJO

Baja la tensión arterial, elimina parásitos intestinales, mejora el reúma.

AMAPOLA

Calma la tos y la excitación nerviosa.

ARÁNDANO

Las hojas mejoran la diabetes y las diarreas. Los frutos agudizan la vista y son útiles en las varices y hemorroides.

AZAHAR

Tranquilizante, induce al sueño.

BARDANA

Depurativo, antibiótico, combate el ácido úrico.

BOLSA DE PASTOR

Antihemorrágico.

CALÉNDULA

Limpieza de heridas, ayuda en las menstruaciones dolorosas.

CARDO MARIANO

Hepatopatías, intoxicaciones por drogas o alcohol.

CLAVO

Aplicado en los dientes, calma los dolores.

COLA DE CABALLO

Diurético suave.

CONSUELDA

Se le llama arregla huesos. De uso externo exclusivamente.

COPALCHI

Para la diabetes.

DIENTE DE LEÓN

Para los problemas biliares, incluido los cólicos.

ELEUTEROCOCO

Cansancio, tensión baja.

EQUINÁCEA

Antibiótico, analgésico, refuerza las defensas.

ESPINO BLANCO

Todas las cardiopatías. Trastornos de la tensión arterial.

EUCALIPTO

Antiséptico de vías respiratorias. Baja la fiebre en las bronquitis.

EUFRASIA

Para lavado de ojos.

FRÁNGULA

Estreñimiento. No emplear más de siete días seguidos.

FUCUS

Adelgazante, bocio.

GAYUBA

Cistitis, limpieza de vías urinarias.

GINKGO BILOBA

Varices, hemorroides.

HARPAGOFITO

Antiinflamatorio, antirreumático.

HIDRASTIS

Hemorragias vaginales.

HINOJO

Gases intestinales. Estimula la subida de la leche materna.

HIPERICÓN

Antidepresivo.

LLANTÉN MENOR

Afecciones de garganta.

MANZANILLA AMARGA

Indigestiones, cólicos abdominales.

MEJORANA

Dolor de cabeza.

OLIVO

Baja la tensión y el colesterol. Mejora la diabetes.

REGALIZ

Calma la acidez de estómago, es expectorante.

ROMERO

Estimulante suave de uso diario. Sube la tensión arterial y ayuda a estudiar.

SAUCE

Calma los dolores en general, baja la fiebre.

SAÚCO

Baja la fiebre, ayuda a sudar, estimula las defensas.

TOMILLO

Estimula las defensas, antibiótico natural, expulsa parásitos.

VARA DE ORO

Diurético eficaz.

VINCAPERVINCA

Mejora la circulación cerebral.